अब हर दिन मिले

श्री अन्न (मोटे अनाज) के मूल्यवर्धित व्यंजन

डॉ. सुनीता कुमारी

सह – प्राध्यापक
खाद्य एवं पोषण विभाग

डॉ. रेणु कुमारी

वरीय तकनीकी पदाधिकारी
प्रसार शिक्षा एवं संचार प्रबंधन विभाग

PRACHI
DIGITAL PUBLICATION

ISBN : 9789348332844

Edition : First, July 2025

Title : Ab Har Din Millet Shri Ann (Mote Anaaj) Ke Mulyavardhit Vyanjan

Author : Dr. Sunita Kumari, Dr. Renu Kumari

Published by

PRACHI
DIGITAL PUBLICATION

Regd. Add.: 254, Khuriyakhatta No. 10, Bindukhatta,
Lalkuan, Nainital - 262402, Uttarakhand, India
Website : www.prachidigital.com
E-mail : info@prachidigital.in
Phone : +91 976041 7980, +91 976041 8103

Printed by :
Manipal Technologies Limited, Bengaluru - 560001, Karnataka

देवेश चन्द्र ठाकुर
बी. ए. (ऑनर्स), फर्ग्यूसन कॉलेज, एल. एल. बी. (आई.एल.एस.) पुणे
संसद सदस्य (लोक सभा)
सीतामढ़ी (बिहार)
सदस्य :
• स्थायी समिति: परिवहन, पर्यटन एवं संस्कृति
• परामर्शदात्री समिति : वित्त मंत्रालय

सत्यमेव जयते

12, विन्डसर प्लेस,
नई दिल्ली-110 001
दूरभाष: 011-23380050
फैक्स : 011-23380051
मोबाइल - 9499100946, 9867998679

पत्रांक: ......"........"...

दिनांक: 15.06.2025

शुभकामना संदेश

यह जानकर प्रसन्नता हुई कि डॉ. सुनीता कुमारी एवं डॉ. रेनू कुमारी के संयुक्त सारस्वत प्रयास से ***"अब हर दिन मिलेट"*** नामक पुस्तक का प्रकाशन हुआ है।
'श्री अन्न' (मोटे आनाज) के मूल्यवर्धित व्यंजन' थीम पर आधारित यह पुस्तक न केवल ज्ञानवर्धक है, अपितु पोषण क क्षेत्र में मील का पत्थर साबित होगा।

भारत दुनिया का सबसे बड़ा श्री अन्न (मिलेट्स) का उत्पादक देश है। भारत का योगदान विश्व उत्पादन में लगभग 41 प्रतिशत है और एशिया के कुल उत्पादन में 80 प्रतिशत से अधिक है। मिलेट्स में पर्याप्त मात्रा में आयरन, जिंक, कैल्शियम और फाइबर पाया जाता है। इसके नियमित सेवन से मधुमेह, हृदयरोग व एनीमिया से बचाव होता ही है साथ ही कोलेस्ट्रॉल को कम करने में सहायक सिद्ध होता है। भारत सरकार मिलेट्स के पोषण एवं पर्यावरणीय लाभ के बारे में लोगो को जागरूक कर रही है।

महाकवि कालिदास ने भी 'अभिज्ञानशाकुंतलम' में श्री अन्न कंगनी का वर्णन इसके शुभ और पवित्र महत्व को प्रतिपादित किया है।

"कंगनीकर्णैः सह कल्पिताभिषेकाम्"

आशा ही नहीं प्रत्युत पूर्ण विश्वास है कि यह पुस्तक आहार एवं पोषण की दृष्टि से उपयोगी सिद्ध होगा। ऐसे बहुमूल्य एवं ज्ञानपरक पुस्तक प्रणयन के लिए डॉ. राजेंद्र प्रसाद केन्द्रीय कृषि विश्वविद्यालय, पूसा से सम्बद्ध विदुषी लेखिका द्वय को मेरी अन्नत, अशेष शुभकामनाएँ।

(देवेश चन्द्र ठाकुर)
15/6/2025

पता: अथरी कोठी, रोड नं. 2, डुमरा, जिला-सीतामढ़ी (बिहार)
दूरभाष सं.: 06226-250151, मो. नं. 9472944737, ई-मेल : thakurdevesh.c@sansad.nic.in

अशोक चौधरी
मंत्री
ग्रामीण कार्य विभाग
बिहार सरकार

बिहार सरकार

☏ : 0612-2547189 (का.)
0612-2217234 (आ.)
✆ : + 91 9386594300
आवास : 2, पोलो रोड, पटना

पत्रांक : 136/अ.प्र.   दिनांक : 29/05/2025

शुभकामना संदेश

मैं "श्री अन्न (मोटे अनाज) के मूल्यवर्धित व्यंजन" विषय पर आधारित पुस्तक "श्री अन्न – अब हर दिन मिलेट" के प्रकाशन पर डॉ० सुनीता कुमारी एवं डॉ० रेणु कुमारी को हार्दिक बधाई देता हूँ। यह पुस्तक न केवल पोषण के क्षेत्र में एक महत्वपूर्ण योगदान है, बल्कि जन–जन को स्वास्थ्य के प्रति जागरूक करने की दिशा में एक प्रेरणादायक पहल भी है।

आज जब देश "श्री अन्न" यानी मोटे अनाजों को पुनः अपने भोजन का हिस्सा बना रहा है, तब इस प्रकार की व्यवहारिक पुस्तकें अत्यंत आवश्यक हैं। यह प्रयास किसानों, गृहणियों, छात्रों, पोषण विशेषज्ञों और स्वास्थ्य के प्रति जागरूक नागरिकों के लिए समान रूप से उपयोगी सिद्ध होगा।

मैं आशा करता हूँ कि यह पुस्तक समाज में मिलेट्स के प्रति नई चेतना का संचार करेगी और बेहतर स्वास्थ्य की दिशा में मार्गदर्शक बनेगी।

लेखिकाओं को मेरी ओर से हार्दिक शुभकामनाएँ एवं अभिनंदन।

(अशोक चौधरी)
29/5/25

कार्यालय : पंचम तल, विश्वेश्वरैया भवन, नेहरू पथ (बेली रोड), पटना-800015
rwdminister@gmail.com | @Ashokchoudhary

शाम्भवी
संसद सदस्य
23-समस्तीपुर (अ.जा.) लोक सभा

Shambhavi
Member of Parliament
23- Samastipur (SC) Lok Sabha

पत्रांक: MP-23/235

दिनांक: 8-07-25

शुभकामना संदेश

मैं "श्री अन्न (मोटे अनाज) के मूल्यवर्धित व्यंजन" विषय पर आधारित पुस्तक "श्री अन्न – अब हर दिन मिलेट" के प्रकाशन पर डॉ० सुनीता कुमारी एवं डॉ० रेणु कुमारी को हार्दिक बधाई देती हूँ। यह पुस्तक न केवल पोषण के क्षेत्र में एक महत्वपूर्ण योगदान है, बल्कि जन–जन को स्वास्थ्य के प्रति जागरूक करने की दिशा में एक प्रेरणादायक पहल भी है।

आज जब देश "श्री अन्न" यानी मोटे अनाजों को पुनः अपने भोजन का हिस्सा बना रही है, तब इस प्रकार की व्यवहारिक पुस्तकें अत्यंत आवश्यक हैं। यह प्रयास किसानों, गृहणियों, छात्रों, पोषण विशेषज्ञों और स्वास्थ्य के प्रति जागरूक नागरिकों के लिए समान रूप से उपयोगी सिद्ध होगी।

मैं आशा करती हूँ कि यह पुस्तक समाज में मिलेट्स के प्रति नई चेतना का संचार करेगी और बेहतर स्वास्थ्य की दिशा में मार्गदर्शक बनेगी।

लेखिकाओं को मेरी ओर से हार्दिक शुभकामनाएँ एवं अभिनंदन।

SChoudhary
(शाम्भवी)

: 0612-2273060 : officeofmpsamastipur@gmail.com

विजय कुमार सिन्हा
उप मुख्यमंत्री
बिहार

बिहार सरकार

Vijay Kumar Sinha
Deputy Chief Minister
Bihar

पत्रांक : 1669(उ.म.)

दिनांक : 21-07-2025

शुभकामना संदेश

मुझे यह जानकर अत्यन्त प्रसन्नता हुई है कि आपके द्वारा एक पुस्तक "श्री अन्न–अब हर दिन मिलेट" का प्रकाशन किया जा रहा है।

श्री अन्न (मोटे अनाज) जैसे परंपरागत एवं स्वास्थ्यवर्धक अनाजो का उपयोग संतुलित आहार के लिए किया जाता है जो स्वास्थ्य के लिए अति आवश्यक पोषक तत्व है।

बिहार एक कृषि प्रधान राज्य है। मोटे अनाजो के खेती होने से स्वास्थ्य के साथ–साथ किसानों की आय का संवर्द्धन भी होगा। जो हमारे जैसे कृषि प्रधान राज्य के लिए विशेष रूप से प्रासंगिक है।

बिहार अपनी समृद्ध कृषि परंपराओं के साथ मोटे अनाजों के पुनर्जीवित करने के लिए प्रयासरत है। श्री अन्न (मोटे अनाज) पौष्टिकता के साथ–साथ व्यंजनों की विविधता के माध्यम से बहुपयोगी उत्पाद है। यह हमारे किसानों की आय और पोषण सुरक्षा सुनिश्चित करने में भी सहायक सिद्ध होगी।

यह देखकर अत्यन्त प्रसन्नता हुई कि लेखिका ने मोटे अनाजों को केवल भोजन के रूप में नहीं बल्कि स्वास्थ्य, पोषण और टिकाऊ कृषि के भविष्य के रूप में प्रस्तुत किया है। मुझे विश्वास है कि यह पुस्तक बिहार के किसानों को मोटे अनाज की खेती के लिए प्रोत्साहित करेगी।

मैं आशा करता हूँ कि यह पुस्तक बिहार के घर–घर तक पहुँचेगी और श्री अन्न को हमारी पोषण क्रांति का आधार बनाएगी। डॉ० सुनीता कुमारी एवं डॉ० रेणु कुमारी को उनकी इस पुस्तक "श्री अन्न–अब हर दिन मिलेट" के प्रकाशन पर मेरी ओर से हार्दिक बधाई और उज्जवल भविष्य की असीम शुभकामनाएँ।

(विजय कुमार सिन्हा)

कार्यालय : विकास भवन, न्यू सचिवालय, बेली रोड, पटना-800015 Vikas Bhawan, New Secretariat, Bailey Road, Patna-800015
कृषि भवन, मीठापुर, पटना-800001 Krishi Bhawan, Mithapur, Patna-800001
दूरभाष : 0612-2231212 (विकास भवन) 0612-2217102 (कृषि भवन)
ई-मेल : agri.ministerbihar@gmail.com

भूमिका

हमारे देश के परम आदरणीय यशस्वी प्रधानमंत्री श्री नरेन्द्र मोदी जी द्वारा अंतराष्ट्रीय मिलेट्स वर्ष (आई.वाई.एम.) 2023 पर एक डाक टिकट एवं सिक्का जारी किया गया तथा ग्लोबल मिलेट्स (श्री अन्न) सम्मेलन का उद्घाटन करते हुए ग्लोबल गुड्स के लिए भारत की बढ़ती जिम्मेदारी पर जोर देते हुए श्री अन्न योजना की तारीफ की। बोले ''श्री अन्न'' भी भारत में समग्र विकास का माध्यम बन रहा है जिसमें गॉव एवं गरीब भी जुड़े हैं। ''श्री अन्न'' देश के छोटे–छोटे किसानों के समृद्धि का द्वार, देश के करोड़ों लोगों के पोषण का कर्णधार, देश के आदिवासी समाज का सत्कार एवं क्लाईमेट चेंज की चुनौतियों से निपटने में मददगार है।

हमारे देश के यशस्वी प्रधानमंत्री श्री नरेन्द्र मोदी जी से प्रेरित होकर हम अपने महाविद्यालय एवं विश्वविद्यालय की ओर अपनी छोटी सी भेंट इस पुस्तक द्वारा अपने देश के समग्र विकास हेतु समर्पित करते हैं।

भारत की अर्थव्यवस्था शुरू से ही कृषि आधारित रही है। कृषि के क्षेत्रों में भी खाद्यान्न फसलों का विशेष महत्व रहा है। खाद्यान्न फसलों में भी मोटे अनाज स्टार्च वाले अन्य खाद्य पदार्थों जैसे फल, कंद आदि की तुलना में अधिक स्थाई एवं टिकाऊ होते हैं। इस स्थायित्व ने विभिन्न प्रकार के अनाजों को कृषि के अनुकूल बना दिया है।

कम ग्लाइसेमिक इंडेक्स होने के कारण मोटे अनाज मधुमेह की रोकथाम में मददगार होते हैं। ये आयरन, जिंक एवं कैल्शियम के अच्छे स्रोत हैं। वजन कम करने तथा उच्च रक्तचाप को नियंत्रित करने की दृष्टि से भी मोटे अनाज अच्छे माने जाते हैं।

इन अनाजों को मोटे अनाज के तौर पर माने जाने का मुख्य कारण यह है कि इनके उत्पादन में अधिक लागत एवं परिश्रम की आवश्यकता नहीं पड़ती है। मोटे अनाज का उत्पादन बढ़ाने के साथ–साथ हमें उनकी उपयोगिता का भी ध्यान रखना आवश्यक है। इसके लिए यह जरूरी है कि मोटे अनाजों के उत्पादन विधि अधिक से अधिक प्रचार–प्रसार किया जाए। इन्हीं बातों का ख्याल रखते हुए यह पुस्तक प्रकाशित की जा रही है। मोटे अनाज से बनाए जाने वाले पौष्टिक व्यंजनों के व्यावहारिक ज्ञान को ग्रामीणों,गृहणिओं एवं उद्यमियों तक पहुंचाना ही इस पुस्तक का मुख्य उद्देश्य है।

मुझे पूर्ण विश्वास है कि यह पुस्तक किसानों, ग्रामीण महिलाओं, छात्र–छात्राओं एवं उद्यमियों को मोटे अनाज से बनने वाले पौष्टिक व्यंजनों के बारे में ज्ञानवर्द्धक जानकारियां प्रदान कर सकेगी। इसके अलावे विभिन्न शिक्षण संस्थानों, छात्रावासों, मेस, कैंटीन एवं प्रशिक्षण कार्यक्रमों में इस पुस्तक का उपयोग मार्गदर्शिका के रूप में किया जा सकेगा, ऐसी आशा है।

डा. सुनीता कुमारी
सह–प्राध्यापक
सामुदायिक विज्ञान महाविद्यालय

विषय सूची

स्वास्थ्य का राजमार्ग श्री अन्न

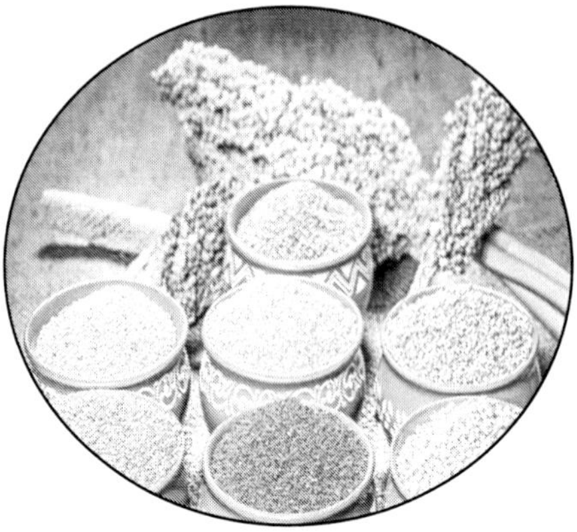

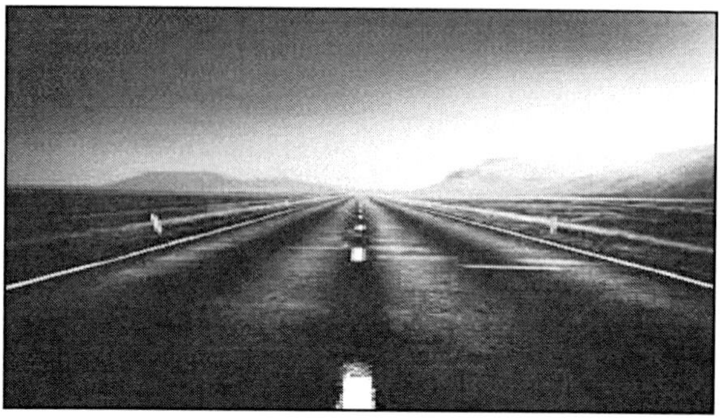

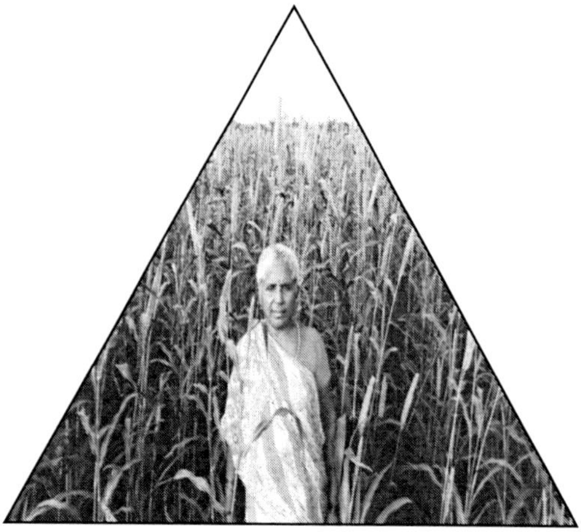

स्वस्थ थाली मिलेट वाली

श्री अन्न क्या है ?

मोटे अनाज जिसे श्री अन्न भी कहते हैं स्वास्थ्य और पोषण की दृष्टि से बहुत महत्वपूर्ण हैं, बाजरा जैसे मोटे अनाज को भविष्य का अनाज तक कहकर संबोधित किया जा रहा है। पुराने वक्त में भारतीय लोगों का भोजन रहे मोटे अनाज 'सुपरफूड' के नाम से जाने जाते हैं। मोटे अनाज अत्यधिक पोषक, अम्ल–रहित, ग्लूटेन मुक्त और आहार गुणों से युक्त होते हैं। इसके अलावा, बच्चों और किशोरों में कुपोषण खत्म करने में मोटे अनाज का सेवन काफी मददगार होता है क्योंकि इससे प्रतिरक्षा और स्वास्थ्य को बढ़ावा मिलता है। मोटे अनाजों की खेती से खाद्य, पोषण, सुरक्षा और चारा सुरक्षा की समस्याओं को हल किया जा सकता है। विशेष रूप से बच्चों और महिलाओं के बीच पोषण की कमी के खिलाफ मोटे अनाज ढाल के रूप में कार्य कर सकते हैं। इसके अलावा मोटे अनाज देश की खाद्य और पोषण सुरक्षा में बड़े पैमाने पर योगदान करते हैं। इन्हें न्यूट्री–सीरियल्स के रूप में जाना जाता है क्योंकि ये मानव शरीर के सामान्य कामकाज के लिए आवश्यक अधिकांश पोषक तत्व प्रदान करते हैं। भारत में मोटे अनाजों का वर्गीकरण इस प्रकार किया जाता है–

बड़े दाने वाले मोटे अनाजः ज्वार बाजरा और रागी

छोटे दाने वाले मोटे अनाजः मोटे–कंगनी चीना, कोदो, सावा कुटकी

जिन पांच राज्यों में मोटे अनाजों की सबसे ज्यादा पैदावार होती है वो हैं राजस्थान, कर्नाटक, महाराष्ट्र, उत्तर प्रदेश और हरियाणा।

आज हमारे देश की बड़ी जनसंख्या जीवनशैली से जुड़ी हुई बीमारी से ग्रस्त है। इसमें कोई शंका नहीं है कि हमारे देश नें काफी तरक्की की है, काफी बदलाव एवं विकास हुआ है जिसके परिणामस्वरूप हमारे रहन–सहन का स्तर भौतिक रूप से ऊंचा उठा है किंतु स्वास्थ्य के परिपेक्ष में हम नीचे जा रहे हैं, यह एक चिंताजनक स्थिति है। अतः व्यक्ति को स्वस्थ रखने में पोषक तत्वों से भरपूर संतुलित आहार महत्वपूर्ण भूमिका निभाता है। चूँकि समय के बदलाव के साथ हमारे खानपान की

आदतों में बदलाव आ गया, साथ ही मोटे अनाजों की उत्पादन एवं इसके खाद्य पदार्थ भी कम हो गए परिणाम स्वरूप यह हमारे रसोई से दूर होते चले गए। किंतु अब समय एवं स्वास्थ्य की अधिक माँग है कि पुनः हम इन अनाजों से नाता जोड़े ताकि हमारा स्वास्थ्य हमारी प्रकृति एवं पर्यावरण सुरक्षित रहें। हम स्वस्थ जीवनशैली अपनाने के साथ–साथ अपनी भोजन शैली में भी बदलाव लाएं तथा पारंपरिक मोटे अनाज को अपनाएं।

मोटे अनाज से दूरी के परिणामस्वरूप इसका प्रसंस्करण एवं व्यवहार में आने वाले व्यंजनों की अज्ञानता परिलक्षित हो रही है। अतः आवश्यक है कि हम श्री अन्न के मूल्य संबंधित उत्पाद बनाने की विधि पर प्रकाश डालें।

श्री अन्न का उपयोग कैसे करें

- श्री अन्न को कम से कम दो घंटे भिगोने के बाद पका सकते हैं। यदि समय रहे तो पहले दिन रात को भिगो सकते हैं।
- सब श्री अन्नों को मिलाकर उपयोग नहीं करना चाहिए। अलग–अलग ही इन्हें पकाकर खाना चाहिए। मिलाकर खाने से कोई भी प्रयोजन नहीं होगा।
- किसी भी प्रकार की स्वास्थ्य समस्याएँ न रहने वाले हर दो दिनों में एक–एक प्रकार का श्री अन्न उपयोग कर सकते हैं। दो दिन के बाद दूसरे श्री अन्न उपयोग कर सकते हैं। इस तरह इन पाँच प्रकार के श्री अन्नों को एक के बाद एक लेना होगा। ग्यारहवें दिन पहले दिन के पहले श्री अन्न से प्रारंभ करना होगा। इनके साथ–साथ काढ़ा भी लें तो अच्छा होगा।

श्री अन्न की विशेषता

❖ सहज फाइबर पदार्थ होने के कारण ही श्री अन्न सबसे अधिक लाभदायक हैं। तीन बार खाने से, उस दिन के आवश्यक 25–30 ग्राम फाइबर पदार्थ जिसकी आवश्यकता रहती हैं, उपलब्ध हो जाता है, जो इन श्री अन्नों से मिलता है। बाकि 10 ग्राम तरकारियों तथा हरे पत्तेवाली सब्जियों से प्राप्त किया जा सकता है। एक–एक श्री अन्न में शारीरिक जरूरतों के अनुसार विशिष्ट रोग निरोधक शक्ति रहती है।

बाजरे के व्यंजन

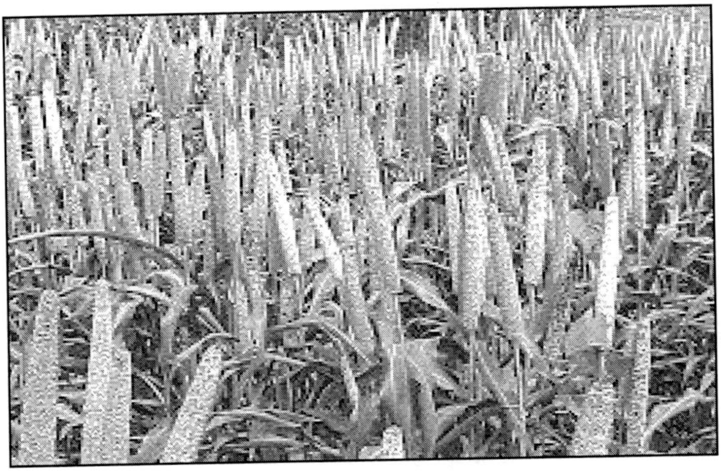

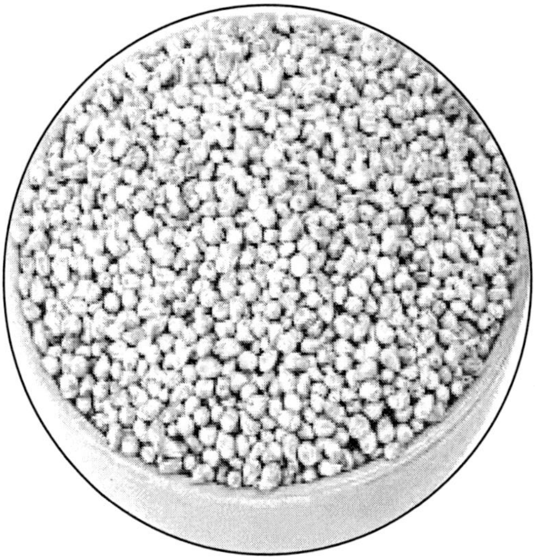

बाजरा

बाजरा की खेती राजस्थान, गुजरात, पंजाब, हरियाणा और मध्य प्रदेश में होती है।बाजरा या पर्ल मिलेट की खेती प्री–हिस्टोरिक समय से की जा रही है। यह दुनिया में अनाज के मामले में 6 वें नंबर पर आता है। यह सूखा क्षेत्रों में उच्च तापमान में भी आसानी से उगाया जाता है। इसे सही कहा जाता है ''न्यूट्रीसीरियल'' क्योंकि यह प्रोटीन, आयरन, कैल्शियम, फाइबर, थाइमिन और नियासिन का बढ़िया श्रोत है। इसमें कॉपर, मैग्नीशियम, सेलेनियम, जिंक, फोलिक एसिड और एमीनो एसिड भी मौजूद है।

बाजरे के स्वास्थय लाभ

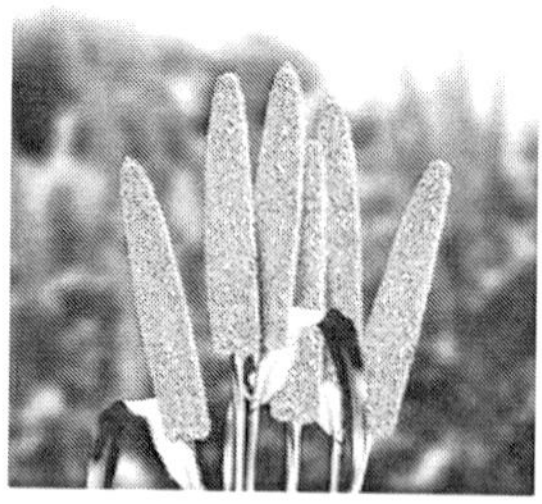

- इसके सेवन से शरीर मजबूत बनता है।
- हड्डियां मजबूत होती है।
- खून की कमी पूरी होती है ।
- कोलेस्ट्रॉल का लेवल कम होता है।
- कैंसर की संभावना कम होती है।
- कब्ज की समस्या ठीक होती है।
- अस्थमा में भी इसके सेवन से राहत मिलता है और इसमें मौजूद फाइबर आपकी डेली कैलोरी की संख्या को बढ़ाए बिना आपको भरा हुआ महसूस कराएगा।
- इसके सेवन से टाईप–2 डायबिटीज के खतरे को कम किया जा सकता है।
- जिसको थाइराईड की समस्या हो उन्हें प्रतिदिन बाजरा नहीं खानी चाहिए।

मौजूद पौष्टिक तत्वप्रति 100 ग्राम

पोषण	मात्रा प्रति 100 ग्राम
प्रोटीन	11 ग्राम
कार्बोहाइड्रेट	73 ग्राम
कैल्शियम	344 मिलीग्राम
फास्फोरस	283 मिलीग्राम
आयरन	16 मिलीग्राम

मैग्नीशियम	137 मिलीग्राम
सोडियम	5 मिलीग्राम
पोटेशियम	195 मिलीग्राम
वसा	4.2 ग्राम

बाजरे से बनने वाले व्यंजन

बाजरे की निमकी

सामग्री :

- ❖ **काला बाजरा आटा–1/2 कप**
- ❖ **भुना हुआ जीरा–2 चम्मच**
- ❖ **लाल मिर्च पाउडर– 1 चम्मच**
- ❖ **जरूरत के अनुसार – नमक**
- ❖ **साबूत गेहूं का आटा– आधा कप**
- ❖ **काली मिर्च– 1 चम्मच**
- ❖ **रिफाइंड तेल–5 चम्मच**
- ❖ **आवश्यकतानुसार पानी**

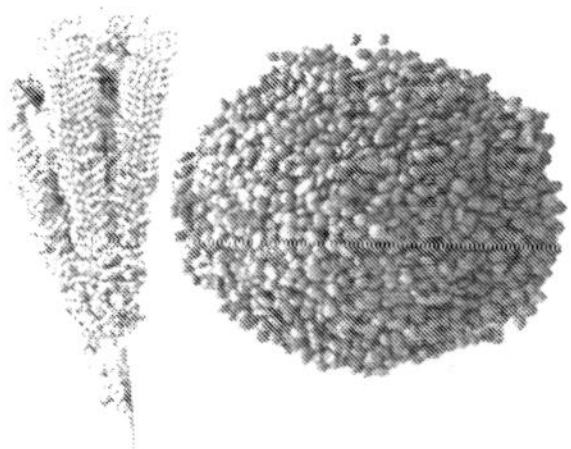

बनाने की विधि :

- नरम आटा बनाने के लिए बाजरे का आटा, साबुत गेहूं का आटा, कालीमिर्च पाउडर, भुना हुआ जीरा, लालमिर्च पाउडर, नमक, 1 चम्मच तेल और पर्याप्त मात्रा में पानी मिलाएं। इसे थोड़ी देर के लिए आराम करने दें। आटे को 6 बराबर लोई में काट लें और उन्हें एक पूर्ण चक्र में रोल करें। अब चाकू की मदद से प्रत्येक सर्कल को 7–8 लंबी स्ट्रिप्स में विभाजित करें और उन्हें थोड़ी देर के लिए अलग रखें।
- एक गहरी कड़ाही लें, शेष तेल डालें, और इसे मध्यम लौ पर गर्म होने दें। एक बार काफी गर्म होने के बाद, धीरे–धीरे स्ट्रिप्स डालें और धीमी लौ पर पकाएं जबतक कि वे सुनहरे भूरे और खस्ता न हो जाएं। सभी स्ट्रिप्स को ठंडा करें और उन्हें एक एयर टाइट कंटेनर में स्टोर करें और मसाला चाय के साथ आनंद लें।

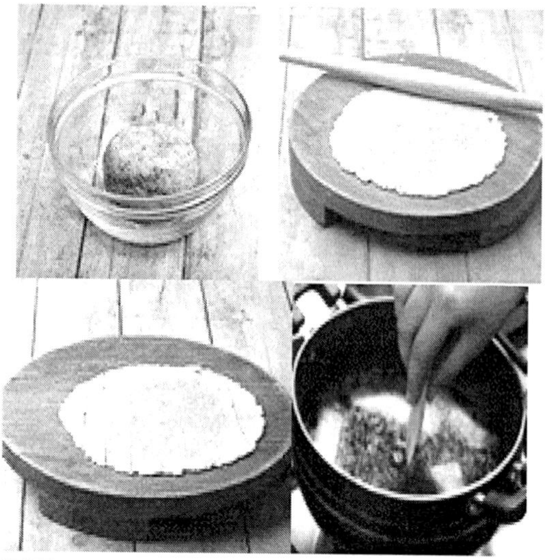

बाजरे का लड्डू

सामग्रीः

- बाजरे का आटा –500 ग्राम
- गेहूका आटा – 250 ग्राम
- भुना तीसी– 100 ग्राम
- भुना मेथी – 2 चम्मच
- घी –1 बड़े चम्मच
- गुड़ – 500 ग्राम
- सोंठ पाउडर – 1 छोटी चम्मच
- पिपरिमूल पाउडर – 1 छोटी चम्मच
- बादाम बारीक कटा हुआ –2 बड़े चम्मच

बनाने की विधि :

सबसे पहले एक कड़ाही में बाजरे का आटा डालें और इसे हल्की आंच पर अच्छे से भुन लें। गेंहूँ के आटे को हल्की आंच पर अच्छे से भुन लें। पिसा हुआ भुना मेथी, तीसी का आटा को छान लें। फिर उसे मिला लें इसमें घी मिला दें। गुड़ को 1 गिलास पानी में 10 मिनट तक उबालें फिर गुड़ के पानी को छींटा डालते हुए आटे में मिलायें जब हल्का ठंडा हो जाए, छोटे–छोटे लड्डू बना लें और बारीक कटे हुए बादाम में रोल कर लें।

बाजरे का सेव

सामग्री

- बाजरे का आटा–1 कटोरी
- बेसन–1 कटोरी
- अजवाइन–1 चम्मच
- नमक–1/2 चम्मच
- तेल–तलने के लिये
- तेल (मोयन के लिए)–2 चम्मच
- लौंग पाउडर–1/4 चम्मच
- लाल मिर्च पाउडर–1/4 चम्मच

बनाने की विधि :

बाजरे के आटे और बेसन में नमक, अजवाइन और मसाले मिला लें।फिर इसमें थोड़ा तेल डालकर पानी के साथ गूंथ लें और सेवियां बनाने वाली मशीन में डाल लें। कड़ाही में तेल डालकर ऊपर से मशीन द्वारा नमकीन सेव डालें व तलें।

अंकुरित बाजरा – मोठ चाट

सामग्री :

- बाजरा–1 कटोरी,
- मोठ–आधा कटोरी,
- प्याज–1 छोटा,
- हरी मिर्च–1 नग,
- टमाटर–1 छोटा,
- नींबू रस–1 चम्मच,
- हरा धनिया–कुछ पत्तियां,
- नमक, लाल मिर्च व चाट मसालास्वादानुसार,
- तेल–2 चम्मच,
- जीरा–आधा चम्मच

बनाने की विधि :मोठ व बाजरे को धोकर एक रात भिगोयें। पतले कपड़े में भीगे हुए मोठ व बाजरे को अंकुरण होने तक हवा में लटकाएं। कढाई में तेल गर्म करके सभी खाद्य सामग्री तथा अंकुरित बाजरे व मोठ को जीरे का छोंक लगायें। नींबू का रस व हरा धनियाँ डालकर मिलाएं व परोसें।

बाजरा मेथी पराठा

सामग्रीः

- ❖ मेथी–1 कप
- ❖ नमक–स्वाद अनुसार
- ❖ जीरा–2 चम्मच
- ❖ हरी मिर्च–1 चम्मच
- ❖ बाजरे का आटा–250 ग्राम
- ❖ आटा–120 ग्राम
- ❖ घी–1 चम्मच

बनाने की विधि :

एक बर्तन में 1 कप मेथी बारीक कटा हुआ, नमक–स्वाद अनुसार, जीरा–2 चम्मच, बाजरे का आटा–250 ग्राम, गेहूं का आटा 120 ग्राम, हरी मिर्च–1 चम्मच और घी–1 चम्मच मिला कर गुँथ ले। फिर इसका नरम नरम पराठा बना कर चटनी के साथ गरमा गरमा परोसें।

बाजरा रोटी

सामग्री :

- ➢ बाजरे का आटा – 1 कप
- ➢ नमक– स्वादानुसार
- ➢ गरम पानी

बनाने की विधि :

आटे में नमक डालकर गरम पानी से गुंध कर अच्छी तरह मसलें। पोलीथिन की शीट पर आटे का गोला रखकर बेलें या फिर थापकर रोटी बनाएँ। तवे पर सेंक कर सब्जी या दाल के साथ परोसें।

बाजरा उपमा

सामग्रीः

- ❖ बाजरे का रवा–1 कप
- ❖ कटा हुआ प्याज–1
- ❖ हरी मिर्च कटी हुई–4
- ❖ गाजर–1
- ❖ आलू–1

- टमाटर–2
- करी पत्ता
- छौंक के लिए राई–1 चम्मच
- जीरा–1 चम्मच
- उड़द दल–1 चम्मच
- चना दाल–1 चम्मच
- हींग
- नमक–स्वादानुसार
- तेल – 4 चम्मच

बनाने की विधिः

बाजरे के रवे को सुनहरा होने तक भुन लें। कढाई गरम होने पर तेल डालकर छौंक का सामान डालें, जब राई तड़कने लगे, प्याज, हरी मिर्च डालें. जब प्याज सुनहरा हो जाये तब कटी हुई सब्जियाँ डालकर 5 मिनट के लिए धीमी आंच पर पकने दें। अब इसमें 2 कप पानी डालकर उबलने दें। जब उबलने लगे तब इसमे भुना हुआ बाजरे का रवा डाल दें। धीमी आंच पर पकाएं। जब रवा पक जाये, गरम–गरम परोसें।

बाजरे का लाई /ढोंढा

सामग्री :

- बाजरा–1 किलो
- गुड़.1/2 किलो
- घी–1 चम्मच

बनाने की विधि :

बाजरे को पहले उबाल लें। जब अच्छी तरह से उबाल जाये तो इसका पानी निकल कर धुप में खूब सूखा लें। जब सुख जाये तो इसे बालू में भून लें । अब कढ़ाई में 1 चम्मच घी डालें उसमे गुड़ डाल कर पिघलने तक पकाएं। एक बाउल में पानी लें, उसमें पिघले गुड़ की कुछ बूंदें डालें। यदि गुड बैठ गया तो समझें की पाग तैयार है। अब उसमें भूना हुआ बाजरा डालकर गोल गोल लाई बना लें।

बाजरे की पकौड़ी

सामग्री :

- बजरे का आटा –**50** ग्राम
- बेसन–20 ग्राम
- चावल का आटा –**5** ग्राम
- बारीक कटा प्याज, हरी मिर्च, हरा धनिया, नमक, तेल

बनाने की विधि :

कटे हुए प्याज, हरी मिर्च, हरा धनिया मिला लें, इसमें बाजरे का आटा, बेसन, व चावल का आटा मिला लें. नमक, अजवाइन भी मिला लें। अच्छे से मिलाकर पकौड़ियाँ तल लें।

बाजरे का बिस्किटः

सामग्री :

- बाजरे का आटा–1 कटोरी
- घी–40 ग्राम
- चीनी (पिसी हुई)–60 ग्राम
- बेकिंग पाउडर–1/2 छोटा चम्मच
- अमोनिया–1/4 छोटा चम्मच
- मीठा सोडा –1/4 छोटा चम्मच
- दूध–25 मिली

बनाने की विधि :

घी और चीनी को तब तक फेंटे जब तक कि हल्का और झागदार न हो जाए। बाजरे का आटा, बेकिंग पाउडर और मीठा सोडा को इकट्ठा छानें। फेंटे हुए मिश्रण में आटा मिलाकर दूध के साथ आटा गूंथें। आटे के छोटे गोले बनाएं और बेकिंग ट्रे में रखें। भट्टी में 150 डिग्री सेल्सियस पर भूरा होने तक रखें।

रागी के व्यंजन

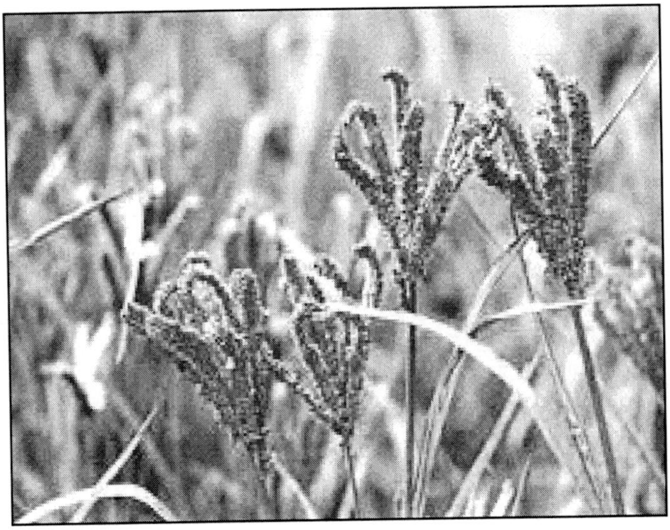

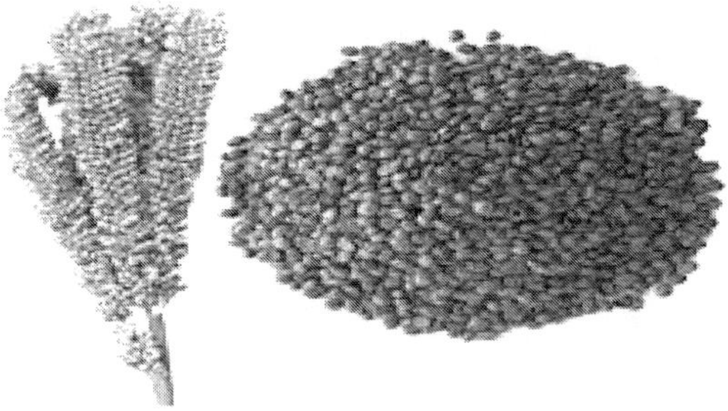

रागी (फिंगरकदन्न)

रागी भारत के साथ–साथ अफ्रीका की विभिन्न जगहों में उगाया जाने वाला एक मुख्य अनाज है। यह भारत के प्रमुख अनाजों में से एक है। इसका उत्पादन भारत में सबसे अधिक कर्नाटक राज्य में किया जाता है। इसे कई अलग–अलग नामों से भी जाना जाता है जैसे हिंदी में रागी, मंडुआ, मंगल और तमिल में केझवारगु। वहीं, कन्नड और तेलुगु में भी इसे रागी ही कहा जाता है। यह फाइबर, प्रोटीन, पोटेशियम और कैल्शियम जैसे कई जरूरी पोषक तत्वों से समृद्ध होता है।

रागी के स्वास्थ्य लाभ

❖ कैल्शियम की कमी को दूर करता है।

❖ कॉलेस्ट्रोल को नियंत्रित करता है।

❖ मधुमेह रोग को नियंत्रित करता है। रागी का ग्लाइसेमिक इंडेक्स कम होता है जिससे ब्लड शुगर लेवल बढ़ने के आसार कम हो जाते हैं। खून की कमी को बढ़ाने में है फायदेमंद–रागी आयरन से भरपूर हैं। इसके सेवन करने से हीमोग्लोबिन में सुधार होता है जिससे एनीमिया होने के आसार कम हो जाते हैं। रागी लोहे का एक पावर हाउस है।

❖ वजन कम करने में है फायदेमंद–रागी में डाइटरी फाइबर भरपूर मात्रा में पाया जाता है जिससे पेट लंबे समय तक भरा रहता है। डाइट में रागी शामिल करने से भूख कम लगती है और आप बार– बार कुछ खाते नहीं हैं। अगर आप वजन कम करने की सोच रहे हैं तो ब्रेकफास्ट में रागी शामिल कर सकते हैं जिससे कैलोरी का सेवन कम होता है।

पोषण मात्रा प्रति 100 ग्राम

पोषण	मात्रा प्रति 100 ग्राम
फाइबर	19.1 ग्राम
कार्बोहाइड्रेट	72.6 ग्राम
कैल्शियम	344 मिलीग्राम
फॉस्फोरस	283 मिलीग्राम
आयरन	3.8 मिलीग्राम
मैग्नीशियम	137 मिलीग्राम
सोडियम	11 मिलीग्राम
पोटैशियम	408 मिलीग्राम
कॉपर	0.47 मिलीग्राम
मैग्नींज	5.49 मिलीग्राम
जिंक	2.3 मिलीग्राम
राइबोफ्लेविन	0.19 मिलीग्राम
नियासिन	1.1 मिलीग्राम

रागी से बनने वाले व्यंजन

रागी इडली

सामग्री :

- इडली चावल– 1 कप
- पोहा–1/4 कप
- उरद दाल–1/4 कप कप
- मेथी दाना–2 चम्मच
- रागी आटा–1 कप

बनाने की विधि :

सभी सामग्री को 3-4 घंटे अलग–अलग भिगों दे। फिर इन्हे अलग अलग पीस कर अच्छी तरह मिला ले, (रागी आटा छोड़ कर)। अब सभी सामग्री को मिला लें। इडली के सांचे में इस मिश्रण को दाल कर प्रेशर कुकर में 12-15 मिनट भाप दें। अब इडली को सांचे से निकाल कर नारियल की चटनी और सांभर के साथ परोसें।

रागी केक

सामग्री :

- ❖ रागी आटा–3/4 कप
- ❖ गेहूं आटा–3/4 कप
- ❖ इलायची पाउडर–1 टेबलस्पून
- ❖ गुड चीनी–1 कप
- ❖ दही–1/3 कप
- ❖ दूध–3/4 कप
- ❖ बेकिंग पाउडर–1 टी स्पून
- ❖ बेकिंग सोडा–1/2 टी स्पून
- ❖ तेल–2/3 कप
- ❖ नमक–1/8 टी स्पून (स्वादानुसार)

रागी केक बनाने की विधि :

स्वाद और पौष्टिकता से भरपूर रागी केक बनाने के लिए सबसे पहले ओवन को 180 डिग्री सेल्सियस पर कम से कम 15 मिनट तक प्रीहीट करने के लिए रख दें। इसके बाद एक 7–8 इंच का पैन को ग्रीस करें और उसमें पार्टमेंट पेपर को बिछा दें। अब एक बर्तन में रागी आटा और गेहूं का आटा छानकर डाल दें। इसके बाद आटे में बेकिंग पाउडर, बेकिंग सोडा और नमक डालकर सभी को आपस में अच्छी तरह से मिला लें । इसके बाद इस मिश्रण को अलग रख दें।

अब एक दूसरी बाउल लें और उसमें चूरा किया हुआ गुड़ और तेल डालकर अच्छे से मिला लें। इसके बाद इसमें दही लें और उसे पहले फेंट लें उसके बाद इसमें मिश्रण को डालकर अच्छे से मिक्स करें। इसके बाद धीरे–धीरे करते हुए इसमें दूध को मिला दें। अब इस मिश्रण को लेकर आटे के मिश्रण में धीरे–धीरे डालें और सभी चीजों को अच्छी तरह से मिला दें।

जब ये मिश्रण अच्छी तरह से मिल जाए तो आखिर में इसे ग्रीस की हुई ट्रे में डाल दें. इसके बाद कुछ देर के लिए मिश्रण को सेट होने के लिए छोड़ दें। अब ट्रे को प्रीहीटेड ओवन में रख दें और इसे 25 से 30 मिनट तक बेक होने दें। तय समय के बाद केक जब बेक हो जाए तो उसे निकाल लें और 15 मिनट तक ठंडा होने के लिए छोड़ दें। अब इसे ट्रे से निकाल लें। आप केक को कद्दूकस सफेद चॉकलेट और काजू कतरन से सजा सकते हैं । अब स्वादिष्ट रागी केक सर्व करने के लिए तैयार है।

रागी बालूशाही

सामग्री :

- ❖ रागी का आटा–25 ग्राम,
- ❖ मैदा–25 ग्राम,
- ❖ घी–2 चम्मच,
- ❖ दही– 50 ग्राम,
- ❖ बेकिंग पाउडर–1 चम्मच,
- ❖ शक्कर–100 ग्राम,
- ❖ इलायची पाउडर–1 ग्राम

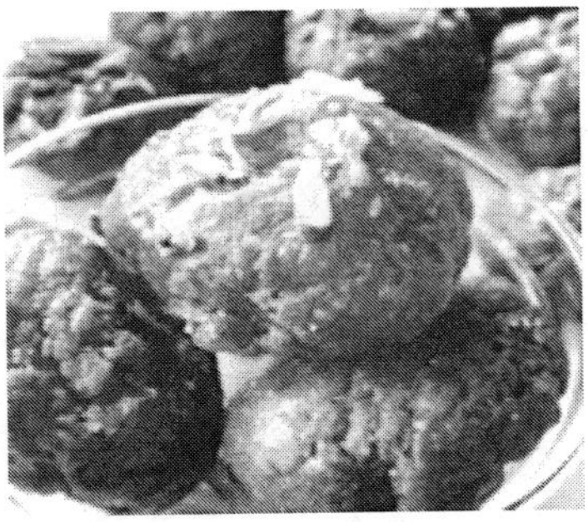

बनाने की विधि :

रागी का आटा, मैदा, घी दही, बेकिंग पाउडर ३० मिनट तक ढक कर रख लें। शक्कर के दो तार की चासनी बना लें। आटे के छोटे छोटे बॉल बना कर तल लें व दस मिनट तक चासनी में डुबो कर रखें फिर उसे निकाल कर परोसें।

रागी चकली

सामग्री :

- ❖ रागी का आटा–1 कप
- ❖ चावल का आटा–1 कप,
- ❖ तिल–2 चम्मच,
- ❖ अजवाईन–1/2 चम्मच,
- ❖ हल्दी, मिर्ची,
- ❖ नमक स्वादनुसार, पानी व तेल।

बनाने की विधि :

आटे में सभी सामग्री मिला ले, गरम पानी में गूंध ले, सांचे में भरकर गरम तेल में तल ले। तलने के पश्चात ब्लांटिंग पेपर पर रखे ताकि अधिक तेल निकल जाये।

ज्वार के व्यंजन

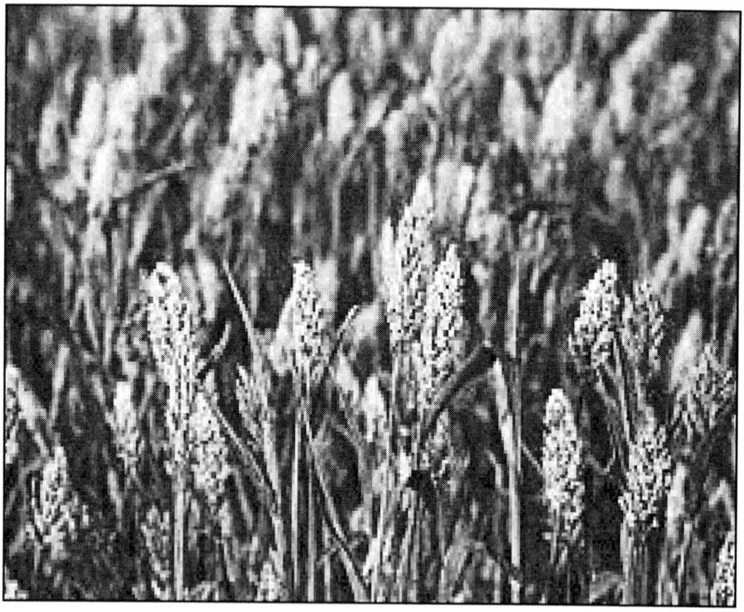

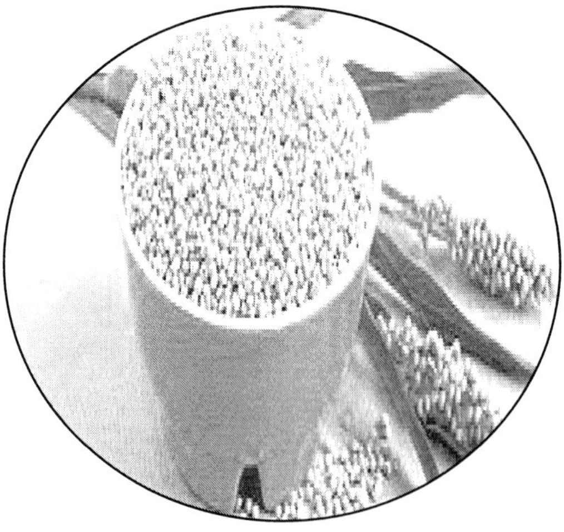

ज्वार के व्यंजन

ज्वार एक सूखा–सहिष्णु फसल है जो विभिन्न प्रकार के वातावरण में उगाया जा सकता है। यह फसल अर्ध–शुष्क क्षेत्रों में एक महत्वपूर्ण दोहरे उपयोग वाली फसल है जो अनाज और पशुओं के लिए महत्वपूर्ण भोजन के साथ–साथ मानवों के लिए भी आवश्यक खाद्य पदार्थ के रूप में महत्वपूर्ण है।

ज्वार भारत में एक प्राचीन अनाज है जो कई हिस्सों में प्रमुख आहार माना जाता है। इसका उत्पादन देश के प्रमुख अनाजों में चौथे स्थान पर है। ज्वार का उत्पादन हरित क्रांति से पहले गेहूं के उत्पादन से भी अधिक था, लेकिन 1968 के बाद इसका उत्पादन कम होने लगा। भारत के कुछ हिस्सों में, यह अभी भी बड़े पैमाने पर उगाया जाता है। ज्वार का बोटेनिकल नाम सोरघम है ।

ज्वार के स्वास्थ्य लाभ

- ❖ ज्वार विटामिन और खनिजों का एक अच्छा स्रोत है।
- ❖ इसमें आहार फाइबर की उच्च सामग्री है, एंटीऑक्सिडेंट का एक समृद्ध स्रोत है, ट्यूमर के विकास को रोकने में मदद करता है।
- ❖ मधुमेह के रोगियों के लिए प्राकृतिक इलाज है।

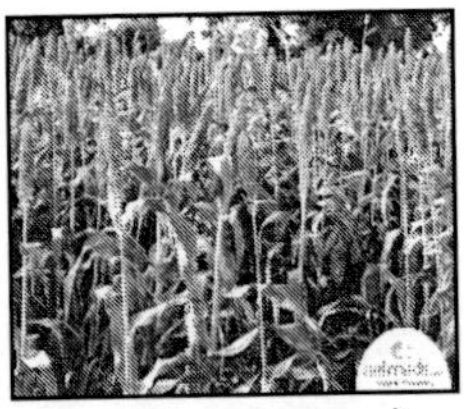

- ❖ हृदय रोगियों के लिए मुख्य भोजन है।
- ❖ रक्त कोलेस्ट्रॉल को कम करता है।
- ❖ वजन नियंत्रण में मदद करता है।
- ❖ मजबूत हड्डियां प्रदान करता है।
- ❖ मूड में सुधार करता है।
- ❖ ऊर्जा के स्तर को बढ़ाता है और रक्त परिसंचरण को बढ़ावा देता है।

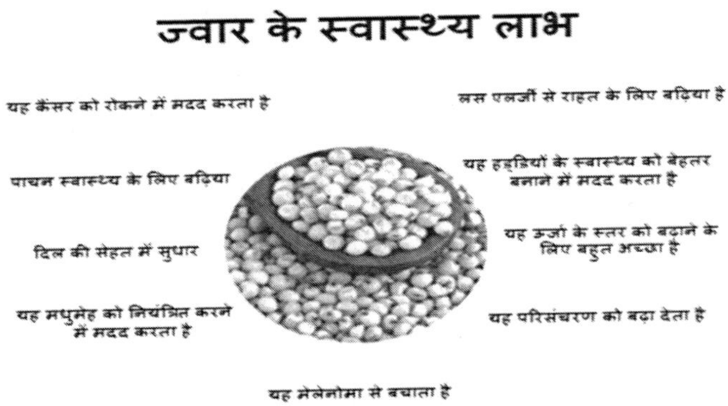

पोषण मात्रा प्रति 100 ग्राम

पोषण	मात्रा प्रति 100 ग्राम
कैलोरी	339 किलो कैलोरी
फाइबर	6.3 ग्राम
प्रोटीन	11.3 ग्राम
कार्बोहाइड्रेट	74.3 ग्राम
वसाः	3.3 ग्राम
लोहा	4.4 मिलीग्राम
विटामिन बी – 1	0.2 मिलीग्राम
कैल्शियम	28.0 मिलीग्राम
विटामिन बी – 2	0.1 मिलीग्राम
विटामिन बी – 3	2.9 मिलीग्राम

ज्वार से बनने वाले व्यंजन

ज्वार बर्फी

सामग्री :

- ज्वार का आटा– 100 ग्राम
- बेसन –100 ग्राम,
- कंडेंस्ड मिल्क – 350 ग्राम,
- घी–150 ग्राम,
- सूखे मेवे – 50 ग्राम,
- इलायची –पाउडर 5 ग्राम,
- शक्कर पाउडर – 50 ग्राम,
- दूध–1 बड़ा चम्मच।

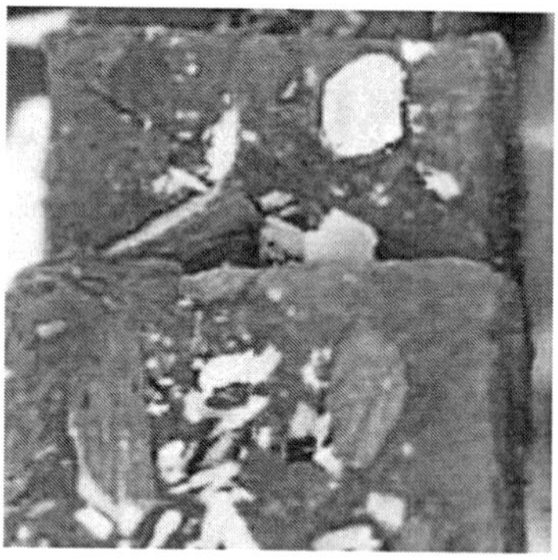

बनाने की विधि :

ज्वार के आटे व बेसन को मिलाकर अच्छे से मिला लें. इसमें 1 चम्मच घी या दूध मिलाएं. एक कढ़ाई में घी गरम करके आटे के इस मिश्रण को भूनिये। इसमें मिल्क शक्कर व इलाइची पाउडर डालकर भूनते रहिये जब

अच्छी खुशबू आने लगे तथा मिश्रण कढ़ाई का किनारा छोड़ने लगे तो इसे चूल्हे से उतार लें, ठंडा होने से पहले चाकू से काटकर रखें।

ज्वार नारियल एवं चॉकलेट लड्डू:

सामग्रीः

- ज्वार बिस्किट– 70 ग्राम,
- नारियल का चूरा– 20 ग्राम,
- कोको पावडर –20 ग्राम,
- कंडेंस्ड मिल्क– 50ग्राम व
- दूध पाउडर –20 ग्राम।

बनाने की विधिः

ज्वार बिस्कुट का मिक्सी में चूरा बना लें। इसमें नारियल चूरा, कोको पाउडर, कंडेंस्ड मिल्क व दूध पाउडर डालकर अच्छे से मिलाएँ। धीमी गैस पर इस मिश्रण को रखकर चलाएँ। जब मिश्रण गाढ़ा हो जाये तो इसके लड्डू बनाएँ व नारियल के चूरे में लपेट लें।

ज्वार नमक पारे

सामग्री :

- **ज्वार का आटा– 50 ग्राम**
- **गेहूं का आटा– 50 ग्राम**
- **खाने का सोडा–2 चम्मच**
- **अजवाइन–3 चम्मच**
- **नमक– स्वादानुसार**

बनाने की विधि :

उपर दी गयी सारी सामग्री को अच्छी तरह से मिला ले। इसे गोल बेल कर चाकू से डायमंड आकार के टुकड़ों में काट लें। फिर इन्हें तेल में सुनहरा होने तक तलें। ज्वार नमक पारे को चाय के साथ परोसिये।

ज्वार रोटी

सामग्री :

- **ज्वार का आटा,**
- **गरम पानी**

ज्वार के आटे में गर्म पानी डालकर गुथें। गुथें हुए आटे को लोई बना कर चकला बेलन से बेल कर गोल गोल रोटी बना लें। पहले से गर्म तवे पर रोटियों को दोनों तरफ से अच्छी तरह से सेकें व किसी भी सब्जी या दाल के साथ गर्म–गर्म परोसें।

ज्वार दोसा

सामग्री :

- **ज्वार –दो भाग,**
- **उड़द दाल –एक भाग**
- **मेथी के दाने –एक छोटा चम्मच**

बनाने की विधिः

ज्वार दो भाग व उड़द दाल एक भाग तथा एक छोटे चम्मच मेथी के दाने चार से पांच घंटे भिगो दे तथा एक साथ बारीक पीस लें। स्वादानुसार नमक डालकर इसे रातभर किण्वन (खमीर) उठने हेतु रख दें। पहले से गर्म किए डोसा बनाने के तवे पर एक छोटा चम्मच तेल फैला कर घोल डालें और कलछी की सहायता से इसे पतले गोल रूप में फैलाएं। कड़क डोसा प्राप्त होने तक इसे सेंके। चटनी के साथ गर्म–गर्म परोसें।

ज्वार की पानी पूरी

सामग्री :

- पूरी के लिए ज्वार का इडली रवा – 100 ग्राम
- मैदा – 100 ग्राम
- खाने का सोडा–5 ग्राम
- नमक – स्वादानुसार
- तलने के लिए तेल.
- पानी के लिए हरी मिर्च व पुदीने का पेस्ट
- काला नमक स्वादानुसार
- इमली का रस–2 चम्मच,
- एक लिटर पानी
- उबले हुए चने, आलू

बनाने की विधिः

ज्वार का इडली रवा, मैदा, नमक और बेकिंग सोडा को बर्तन में डालकर मिला लें और अब इसमें थोड़ा–थोड़ा गुनगुना पानी डालकर आटा गूंथ लें। एक सख्त आटा गूंथना होगा और इसे एक नम कपड़े के नीचे रखकर 15 मिनट के लिए छोड़ देना है। इसमें से बड़ी–बड़ी लोई लेकर समतल सतह पर बेल लें। फैलाते वक्त आप सतह पर हल्का तेल लगा सकते हैं ताकि यह चिपके नहीं।

तेल गर्म करके सभी पुरियों को तल कर निकाल लें. चमचे से इन्हें दबाते जाएं ताकि ये फूल जायें. उन्हें ब्राउन करें, अब्सॉर्बेंट पेपर पर निकाल लें। कम से कम 2 घंटे के लिए इसे रख देना है, ताकि पुरी कुरकुरी हो जायें।

तीखा पानी बनाने के लिए सभी सामग्री को पीस कर एक बाउल में निकालें और ठंडा पानी डालें। मसाला चेक कीजिए, बूंदी डालकर फ्रिज में रख दें.खट्टी मीठी चटनी बनाने के लिए बर्फ के क्यूब्स को छोड़कर सभी सामग्री को उबाल लें। एक बार जब यह चटनी की तरह गाढ़ा हो जाए तो इसे निकाल लें, (कप चटनी अलग रख दें). बचा हुआ मसाला एक कंटेनर में डालें और बर्फ के टुकड़े, ठंडा पानी डालें और फिर मिला लें।भरने के लिए सभी सामग्री मिलाकर एक तरफ रख दें।

असेम्बल करने के लिए, पूरी के ऊपर के हिस्से को अंगूठे से दबाएं, मसाला डालें, चटनी का छींटा डालें और फिर इसे तीखा पानी में डुबोकर परोसें। दूसरे के लिए पूरी के ऊपरी भाग को अंगूठे से दबाएं, मसाला डालें और इसे मीठे पानी में डुबोकर परोसें।

ज्वार आटे के गुलाबजामुन

सामग्री :

- **ज्वार का आटा 100 ग्राम**
- **मैदा–100 ग्राम**
- **पनीर–100 ग्राम**
- **खोया–200 ग्राम**
- **बेकिंग सोडा 2 ग्रा**
- **दूध–100 मि.ली.**
- **शक्कर 100 ग्राम**
- **इलाइचीं – 5 से 10**

बनाने की विधि :

पनीर व खोए को अच्छी तरह मसल लें। इसमें ज्वार का आटा, मैदा एवं सोडा मिलायें, धीरे धीरे दूध डालकर इसे गूंध लें। इसके छोटे–छोटे गोले बनाकर तले एवं शक्कर की चाशनी में डालें। इसे इसी तरह या आइसक्रीम के साथ परोसें।

ज्वार इडली

सामग्री :

- **ज्वार की सूजी (ईडली रवा)–2 भाग,**
- **उरद दाल– एक भाग,**
- **नमक –स्वादानुसार**

बनाने की विधि :

रातभर भिगोई गई उड़द दाल (एक भाग) को मिक्सी में पेस्ट बना लें। इस में भिगोई हुई ज्वार की सूजी (ईडली रवा (दो भाग) निचोडकर मिला लें तथा स्वादानुसार नमक मिलाकर फूलने हेतु रख दें। उक्त घोल को तेल लगे इडली सांचों में डालें तथा 15–20 मिनट तक भाप दें।

कोदो के व्यंजन

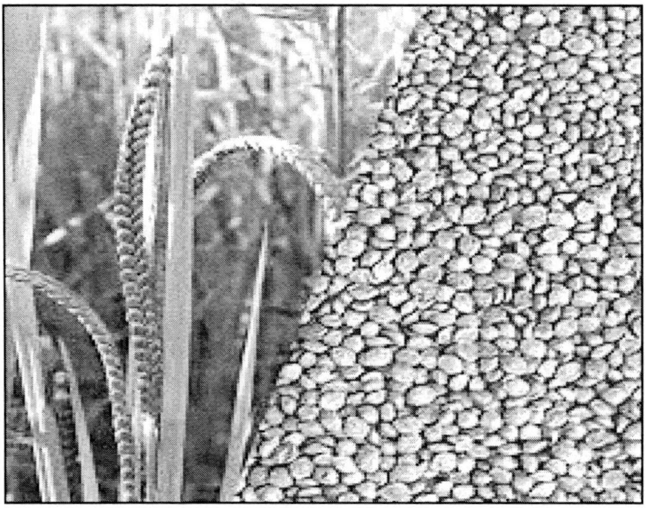

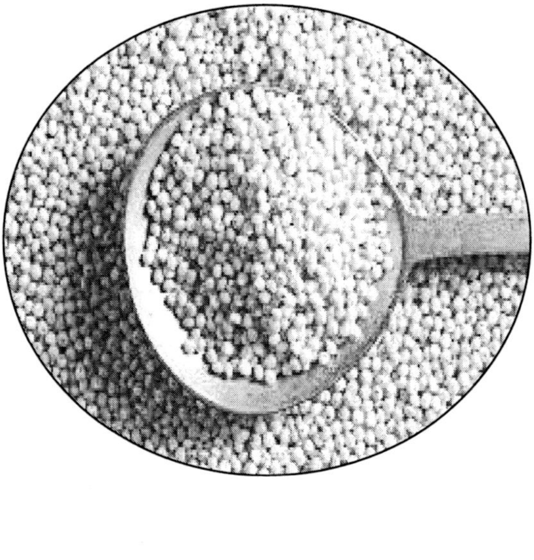

कोदो

कोदो की खेती अनाज के लिए की जाती है। इसे कम बारिश वाले क्षेत्रों में मुख्य रूप से उगाया जाता है।इसकी फसल को शुगर फ्री चावल के तौर पर भी पहचाना जाता है। कोदो की खेती कम मेहनत वाली खेती है, जिसकी बुवाई बारिश के मौसम के बाद की जाती है। कोदो का पौधा देखने में बड़ी घास या धान जैसा होता है, जिसमें निकलने वाली फसल को साफ करने पर एक प्रकार के चावल का उत्पादन प्राप्त होता है, जिसे खाने के लिए इस्तेमाल में लाते हैं। कुछ जगहों पर कोदो को ''भंगर'' भी कहते हैं। कोदो के दाने चावल के रूप में खाए जाते हैं।

कोदो कदन्न के स्वास्थ्य लाभ

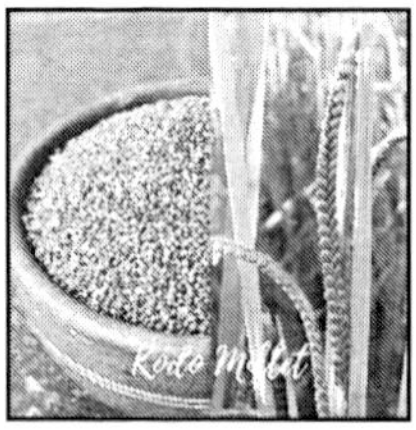

- कोदो कदन्न चावल या गेहूं का एक अच्छा विकल्प है।
- यह एंटीडायबिटिक है ।
- एंटीऑक्सीडेंट और एंटी माइक्रोबियल गतिविधि करता है।
- कोदो फाइबर उच्च कोटि का है और वजन का बढ़ना रोकता है।
- कोदो हृदयरोग, उच्चरक्तचाप और उच्च कोलेस्ट्रॉल के स्तर के लक्षणों से पीड़ित रजोनिवृत्ति के बाद की महिलाओं के लिए बहुत फायदेमंद है।
- यह कोलेस्ट्रॉल कम करने में मदद करता है ।

पोषण मात्रा प्रति 100 ग्राम

पोषण	मात्रा प्रति 100 ग्राम
कैलोरी	353 किलो कैलोरी
फाइबर	5.2 ग्राम
प्रोटीन	9.8 ग्राम
कार्बोहाइड्रेट	66.6 ग्राम
वसा	3.6 ग्राम
लोहा	1.7 मिलीग्राम

विटामिन बी – 1	0.15 मिलीग्राम
कैल्शियम	35 मिलीग्राम
विटामिन बी – 2	0.09 मिलीग्राम
विटामिन बी – 3	2 मिलीग्राम

कोदो से बनने वाले व्यंजन

कोदो कदन्न मेथी पुलाव

सामग्री :

- **कोदो कदन्न चावल – 1 1/2 कप**
- **धुले मेथी के पत्ते – 1 गुच्छा**
- **देसी गाय का घी –2 छोटा चम्मच**
- **काजू – 10**
- **हरी मिर्च –2**
- **अदरक का छोटा टुकड़ा**
- **लहसुन – 3 से 4 लौंग**
- **दालचीनी – 2 इंच**
- **इलायची – 1 से 2**
- **नारियल का दूध – 1 कप**
- **स्वाद के लिए नमक**

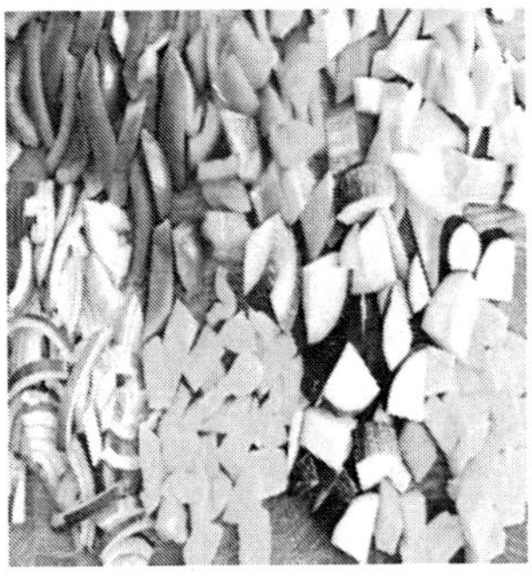

बनाने की विधि :

कोदो कदन्न को एक घंटे के लिए भिगो दें। हरी मिर्च, अदरक, लहसुन, दालचीनी, लौंग और इलायची का दरदरा पाउडर बना ले। एक पैन में थोड़ा घी गर्म करें, बारीकी से कटा हुआ प्याज डालें, उन्हें तबतक भूनें जबतक कि वे सुनहरे भूरे रंग के न हों, और उन्हें अलग रखें।उसी पैन में काजू डालें, उन्हें तब तक भूनें जबतक वे भूरे रंग के न हों। बनाया हुआ दरदरा पाउडर डालें और इसे एक मिनट के लिए भून लें। धोए हुए और सूखे मेथी के पत्तों को डालें और तबतक पकाएं जबतक कि पत्तियां नरम और सूखने न लगे, भिगोए हुए कोदो चावल और नारियल का दूध, और 2 कप पानी डालें। स्वाद के लिए नमक डालें और इसे अच्छी तरह मिलाएं, ढक दें और धीमी आंच में 12 से 15 मिनट मिनट के लिए पकायें और बीच में एक दो बार चलाते रहें, गैस से उतार लें और ऊपर से भुना हुआ प्याज दाल लें और कोदो कदन्न मेथी पुलाव परोसने के लिए तैयार है।

कोदो चावल की खिचड़ी

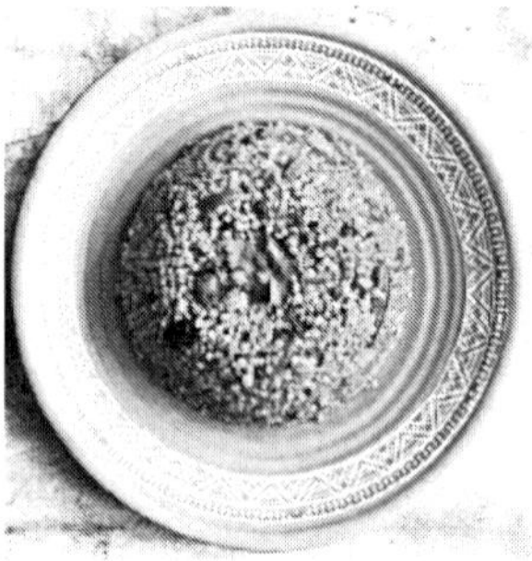

सामग्री :

- ❖ घी–2 छोटे चम्मच
- ❖ लौंग–2
- ❖ साबुत काली मिर्च–6 दाने
- ❖ दालचीनी का टुकड़ा–1
- ❖ छोटी इलायची–1
- ❖ जीरा–1 छोटा चम्मच
- ❖ मिली–जुली सब्जियां जैसे गाजर, मटर, प्याज और टमाटर–1 कप
- ❖ कोदो चावल– एक कप

बनाने की विधि :

कुकर में 2 छोटे चम्मच घी गर्म करें। इसमें 2 लौंग, 6 दाने साबुत काली मिर्च, 1 दालचीनी का टुकड़ा, 1 छोटी इलायची और 1 छोटा चम्मच जीरा डालकर भूनें। फिर 1 कप मिली–जुली सब्जियां जैसे गाजर, मटर, प्याज और टमाटर काटकर डालें और दो मिनट तक पकाएं। इस बीच एक कप कोदो चावल को पानी से धोकर, पानी निथार लें। कोदो चावल को कुकर में डालकर मिलाएं। ऊपर से नमक और छोटा चम्मच हल्दी डालकर अच्छी तरह से मिलाएं। अब 3 कप पानी डालकर चलाएं व कुकर का ढक्कन लगाकर दो सीटी आने तक खिचड़ी पकाएं। तैयार खिचड़ी पर बारीक कटा हुआ हरा धनियाँ डालें।

कंगनी के व्यंजन

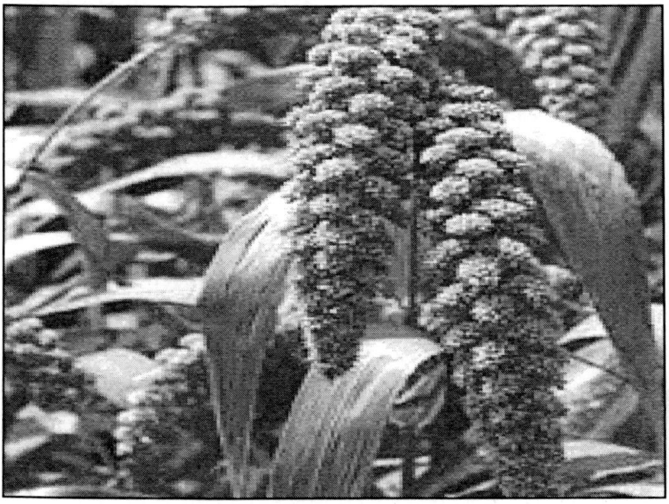

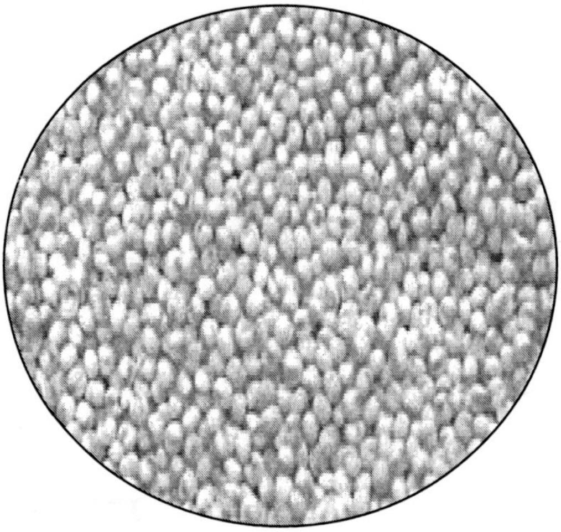

कंगनी

कंगनी सभी पौष्टिक धान्यों (कदन्नों) में सबसे पुराना धान्य है। तीन से चार दशक पहले यह मूल भोजन के रूप में सेवन किया जाता था। कंगनी का सबसे ज्यादा उत्पादन उत्तराखंड में होता था, लेकिन पहाड़ों से बढ़ते पलायन के बीच अब इसकी उपज कम होती जा रही है. कंगनी जिसे फॉक्सटेल मिलेट भी कहते हैं, जिसका रंग पीला और स्वाद हल्का मीठा–कड़वा होता है। कई लोग कंगनी को गेहूं और चावल में मिलाकर भी खाते हैं।

कंगनी कदन्न के स्वास्थ्य लाभ

❖ फॉक्सटेल मिलेट बच्चों और गर्भवती महिलाओं के लिए अच्छा भोजन है क्योंकि यह असानी से पच जाता है।

❖ फॉक्सटेल मिलेट असानी से पच जाता है। इसलिए इसे भोजन के रूप में लेने से पेट दर्द से राहत मिलती है।

❖ फॉक्सटेल मिलेट को खाने से मूत्रविसर्जन के समय होने वाली जलन से छुटकारा मिलता है।

❖ फॉक्सटेल मिलेट अतिसार के रोगियों के लिए फायदेंमंद होता है। इस मिलेट में फाइबर की मात्रा अधिक होती है।

❖ इसे खाने से कब्ज के रोग से छुटकारा मिलता हैं।

❖ फॉक्सटेल मिलेट में प्रोटीन और आयरन की मात्रा अधिक होती है। इसलिए इसे खाने से रक्तहीनता रोग दूर होता है।

❖ फॉक्सटेल मिलेट जोड़ों के दर्द को दूर करने में फायदेमंद है।

❖ यह मिलेट मोटे आनाज की श्रेणी में आता है। इनमें फाइवर की मात्रा अधिक होती है। अतः इनको खाने से मोटापे से छुटकारा मिलता है।

❖ यदि फॉक्सटेल मिलेट की पेस्ट बनाकर जलने से बने घाव पर लगाया जाए तो जलन में राहत मिलती हैं।

❖ फॉक्सटेल मिलेट नियासिन का प्राकृतिक स्त्रोत हैं। विटामिन बी3 यानी नियासिन हमारे शरीर के लिए अवश्यक पोषक तत्व हैं। यदि इस तत्व की हमारे शरीर में कमी हो जाए तो हमें कई रोग हो सकते है। दूसरी तरफ यदि इसे दवा के रूप में लिया जाए तो कई साइड इफेक्ट्स हो सकते हैं। किंतू यदि इसे भोजन के रूप में लिया जाय तो इससे बचाव हो सकता है।

❖ कंगनी में एंटीऑक्सीडेंट तत्व होते हैं, जो फ्री रेडिकल्स के प्रभाव

को कम करते हैं। जिससे स्वस्थ त्वचा की प्राप्ति होती है।

- ❖ फॉक्सटेल मिलेट में किरोटिन प्रोटीन होती है, जिससे बालों संबंधित समस्याओं से छुटकारा मिलता हैं।
- ❖ कंगनी में फाइबर की मात्रा अधिक होने से डायबिटीज रोग से बचाव संभव है।

पोषण मात्रा प्रति 100 ग्राम

पोषण	मात्रा प्रति 100 ग्राम
कैलोरी	351 किलो कैलोरी
फाइबर	8.0 ग्राम
प्रोटीन	12.3 ग्राम
कार्बोहाइड्रेट	60.6 ग्राम
वसा	3.6 ग्राम
लोहा	6.3 मिलीग्राम
विटामिन – बी	0.7 मिलीग्राम
कैल्शियम	0.03 मिलीग्राम
विटामिन बी – 2	0.11 मिलीग्राम
विटामिन बी – 3	0.59 मिलीग्राम

कंगनी से बनने वाले व्यंजन

कंगनी कटलेट

सामग्री :

- ❖ कंगनी–100 ग्राम
- ❖ आलू उबले हुए–50 ग्राम
- ❖ गाजर–20 ग्राम
- ❖ बिन्स –20 ग्राम
- ❖ हरी मटर–20 ग्राम
- ❖ काली मिर्च,
- ❖ नमक, चाट मसाला स्वादानुसार,
- ❖ ब्रेड का चूरा–5 चम्मच,

- कार्न फ्लावर–4 चम्मच,
- प्याज–2,
- मिर्च–4,
- हरा धनिया

बनाने की विधि :

कंगनी व आलू को अलग अलग उबाल लें। दोनो को मिलाकर अच्छी तरह मसल लें। मटर भून लें, बीन्स, मटर व गाजर को दरदरा पीसकर कंगनी के मिश्रण में मिला लें। प्याज हरी मिर्च व हरा धनिया बारीक काटकर मिला लें। सभी पदार्थों को एक साथ मिलाकर मसल लें। चाट मसाला, नमक, काली मिर्च भी मिला लें। इस मिश्रण की टिक्कीयां बनाकर फ्रिज में 15 मिनट रखें। कार्नफ्लावर का पानी में घोल बना लें. टिक्कीयों को इस घोल में डुबाकर निकालें व ब्रेड क्रम्स में लपेटें, पैन में शैलो फ्राय करें या पूरी तरह तलें. टोमटो सॉंस के साथ परोसें.

कंगनी खीर

सामग्री :

- **कंगनी – 1 कप,**
- **गुड़–1 कप,**
- **दूध–1/2 लिटर,**
- **घी –2 चम्मच,**
- **सूखे मेवे इलाइची–1/4 चम्मच**

बनाने की विधि :

कंगनी को अच्छी तरह धो कर प्रेशर कुक कर लें। अब उबलते हुए दूध में पकायी हुई कंगनी डालें। अच्छी तरह धीमी आंच पर पकायें। गुड़ में पानी डालकर पिघला लें। सूखे मेवे घी में भूनकर रख लें. दूध में कंगनी जब अच्छी तरह नरम हो जाये तब उसे ठंडा करने रखें। ठंडा होने पर उसमें गुड़ की चाशनी इलाइची पाउडर व सूखे मेवे डाल दें। फ्रिज में ठंडा करके परोसें।

साँवा

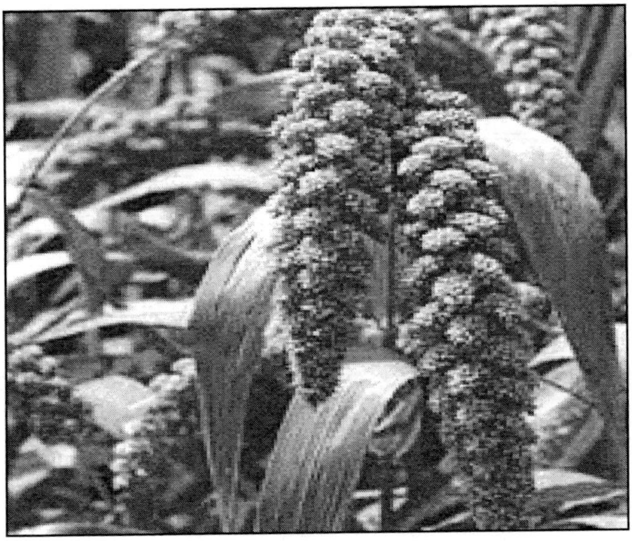

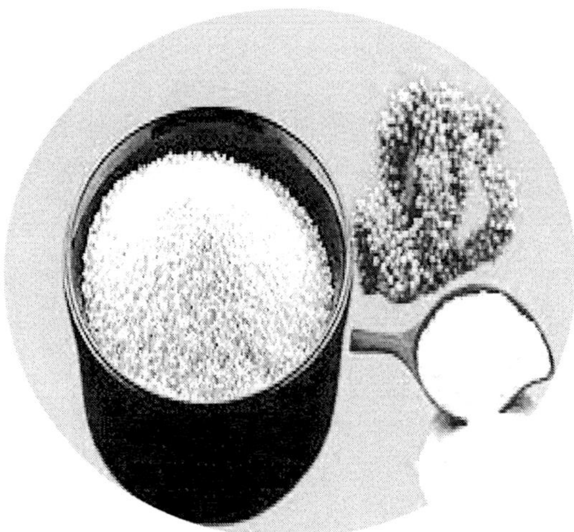

साँवा

साँवा या 'सावाँ एक मोटा अनाज है। अंग्रेजी में बार्नयार्ड मिलेट कहते हैं । भारत, पाकिस्तान, बांग्लादेश में यह खूब पैदा होती है। अनुपजाऊ भूमि पर भी इसकी खेती की जा सकती है, जहाँ धान की फसल नहीं होती। यह वर्षा ऋतु मे उत्पन्न होने वाला अनाज है, जो लगभग दो ढाई महीने मे तैयार हो जाता है। फसल तैयार होने पर पीटकर बीज को अलग कर लेते हैं, और हरे पौधों को खड़ा या चारा मशीन से काटकर, भूसा मिला कर पशुओं को खिलाने के काम आता है।

सावां कदन्न के स्वास्थ्य लाभ

❖ सांवा प्रोटीन का एक अच्छा स्त्रोत है। प्रोटीन शरीर के निर्माण वृद्धि, विकास, मरम्मत एवं प्रतिरक्षी के रूप में शरीर को रोगप्रतिरोधक क्षमता प्रदान करने में महत्वपूर्ण होता है।

❖ इसमें प्रचुर मात्रा में घुलनशील व अघुलनशील पाचक रेशे होते है। रेशे कब्ज को कम करते है एवं अच्छे कोलेस्ट्रोल (एच. डी. एल.) का अनुपात बढ़ाते है जिससे वजन नियंत्रित होता है।

❖ इसमें काबोहाइड्रेट की मात्रा काफी कम होती है व धीमी पाचकता होती है जिसकी वजह से सांवा कम क्रियाशील जीवन शैली वाले एवं मोटापे से ग्रसित लोगों के लिए अत्यंत उपयोगी है।

❖ सांवा का ग्लैसेमिक इंडेक्स कम होता है यह रक्तशर्करा ए लिपिड स्तर को कम करने के लिए काफी प्रभावी है इसलिए यह मधुमे एवं हृदय रोग के व्यक्तियों के लिए एक आदर्श आहार बन सकता है।

❖ सांवा में ग्लूटेन प्रोटीन नहीं पाया जाता है इसलिए यह ग्लूटेन द्वारा होने वाली सेलिएक नामक रोग से ग्रसित रोगियों के लिए प्रकति का वरदान है। इसका उपयोग गेहूं, बाजरा एवं सूजी की जगह किया जा सकता है।

पोषण मात्रा प्रति 100 ग्राम

पोषण	मात्रा प्रति100 ग्राम
कैलोरी	300 किलो कैलोरी
फाइबर	13.6 ग्राम
प्रोटीन	11.0 ग्राम
कार्बोहाइड्रेट	55.0 ग्राम
वसाः	3.6 ग्राम
लोहा	18.6 मिलीग्राम
विटामिन – बी	0.33 मिलीग्राम
कैल्शियम	22 मिलीग्राम
विटामिन बी – 2	0.10 मिलीग्राम
विटामिन बी – 3	4.2 मिलीग्राम

सांवा से बनने वाले व्यंजन

सांवा का उपमा

सामग्री :

- ❖ **सांवा – 30 ग्राम**
- ❖ **तेल–2 चम्मच**
- ❖ **मटर– 10 ग्राम**
- ❖ **गाजर –10 ग्राम**
- ❖ **जीरा– 1/2 चम्मच**
- ❖ **राई – 1/2 चम्मच**

बनाने की विधि :

सांवा को 1 घंटा पानी में भिगो कर रखें। कढ़ाई में तेल गरम करें एवं राई, जीरा, मूंगफली तल कर भूनें। कटी हुई हरी मिर्च, गाजर एवं मटर डालें इन्हें 2–3 मिनट नर्म होने तक पकाएं। फिर सांवा डालें और बाकि मसाले भी मिलायें। धीमी आंच पर ढंककर 10–15 मिनट तक पकाएं, गरमा गरम परोसें।

सांवा का उत्तपम

सामग्री :

- **सांवा – 50 ग्राम**
- **दही – 50 ग्राम**
- **टमाटर – 50 ग्राम**
- **प्याज – 50 ग्राम**
- **हरी मिर्च– 2 नग**
- **नमक – 1/2 चममच**
- **लाल मिर्च पावडर – 1/2 चममच**

बनाने की विधि :

सांवा को दही के साथ मिलाकर 2 घंटे तक भिगो दें। मिक्सी में पीसें थोड़ा, पानी मिलाकर मिश्रण को एकसार करें। बारीक कटी हुई सभी सब्जियां एवं मसाले मिश्रण में मिला लें। गरम तवे पर घोल फैलाएं और तेल लगा कर उत्तपम बनायें। एक तरफ से सेंकने के बाद दूसरी तरफ से भी सेकें चटनी या सॉस के साथ परोसें।

सांवा की इडली

सामग्री :

- सांवा –100 ग्राम
- दही– 100 ग्राम
- नमक– 1/2 चम्मच
- इनो –1/2 चम्मच

बनाने की विधि :

सांवा को दही में 2 से 3 घंटे भिगो दें। फिर उसे मिक्सी में पिस लें। अब एक जैसा घोल बनायें। इनको मिलाकर भाप द्वारा इडली बनाएं।

सांवा रबड़ी

सामग्री :

- ❖ दूध–250 मिली,
- ❖ बादाम–5 ग्राम
- ❖ पिस्ता–5 ग्राम,
- ❖ शक्कर–20 ग्राम,
- ❖ सांवा आटा – 10 ग्राम,
- ❖ इलायची पावडर–1 ग्राम,
- ❖ फूड कलर – 1 चुटकी

बनाने की विधि :

दूध को गरम करें. सांवा के आटे को एक कटोरी में लेकर थोड़े से पानी में घोल लें। इसे उबलते हुए दूध में डालकर अच्छी तरह चम्मच से मिलते जायें। अब इस गाढे हुए दूध में बादाम, पिस्ता, इलायची पाउडर व शक्कर डालें। फ्रिज में ठंडा करके सर्व करें ।

सांवा कटलेट

सामग्री :

- ❖ सांवा– 100 ग्राम
- ❖ आलू उबले हुए – 50 ग्राम
- ❖ गाजर–20 ग्राम
- ❖ बिन्स – 20 ग्राम
- ❖ हरी मटर–20 ग्राम
- ❖ काली मिर्च, नमक,
- ❖ चाट मसाला स्वादानुसार,
- ❖ ब्रेड का चूरा 4 चम्मच,
- ❖ कार्न फ्लावर 4 चम्मच,
- ❖ प्याज –2,
- ❖ हरी मिर्च–2,.

बनाने की विधिः

आलू को उबाल लें। गाजर घिसलें। मटर भून लें और बीन्स, मटर व घिसे गाजर सांवा के मिश्रण में मिला लें। प्याज हरी मिर्च व हरा बारीक काटकर मिला लें। सभी पदार्थों को एक साथ मिलाकर चाट मसाला, नमक, काली मिर्च भी मिला लें। इस मिश्रण का टिक्की बनाकर फ्रिज में 15 मिनट रखें।कॉर्न फ्लोर का घोल बना लें। टिक्की को इस घोल में डुबो कर निकाल लें। फिर ब्रेड के चूरे में लपेटे। टिक्की को सैलो फ्राई करें करें या पूरी तरह तलें। टोमैटो सॉस कें साथ गर्मा गर्म परोसें।

सांवा पुलाव

सामग्री :

- सांवा 1 कप,
- पानी 1 कप,
- कटी हुई सब्जियां जैसे कैरट, बीन्स, आलू, मटर–1 कप,
- 1 कटा हुआ प्याज,
- हरी मिर्च–2,
- पुदीना – 1 कप,
- घी–3 चम्मच,
- दालचीनी– 1 टुकड़ा,
- इलायची–1, लौंग,
- तेजपत्ता–2
- सौंफ – 1चम्मच
- नमक – स्वादानुसार.

बनाने की विधि :

सांवा को धोकर भीगो दें। प्रेशर कुकर में घी डालें। अदरक लहसून को भुनें। अब पुदीना व कटी हुई सब्जियाँ डालें, 5 मिनट भुनें, नींबू रस व नमक डालकर 1 मिनट भूनें। पानी डालकर उबलते ही, सांवा डाल दें। 1 मिनट हिलायें प्रेशर कुकर का ढक्कन लगायें। 1 सीटी आते ही बंद कर दें। सांवा का पुलाव तैयार है. हरे धनीये से सजाएं।

सांवा खीर

सामग्री :

- सांवा – 150 ग्राम,
- शक्कर –125 ग्राम,

- दूध – 250 मि ली,
- केसर – 4–5 धागे,
- सूखे मेवे – 50 ग्राम
- घी – 30 मिली,
- इलाइची पावडर – 1 ग्राम

बनाने की विधि :

सांवा को अच्छी तरह धोकर धीमी आंच पर दूध व केसर में डालकर पकाएं। जब सांवा पककर गाढ़ा हो जाये तब इसमें शक्कर डालें तथा चम्मच से मिलायें। धीमी आँच पर 3 मिनट तक पकने दें। एक पैन में घी गरम करें व सूखे मेवे डालकर सुनहरा होने तक भूनें। खीर को सूखे मेवों से सजाएं।

चीना से बनने वाले व्यंजन

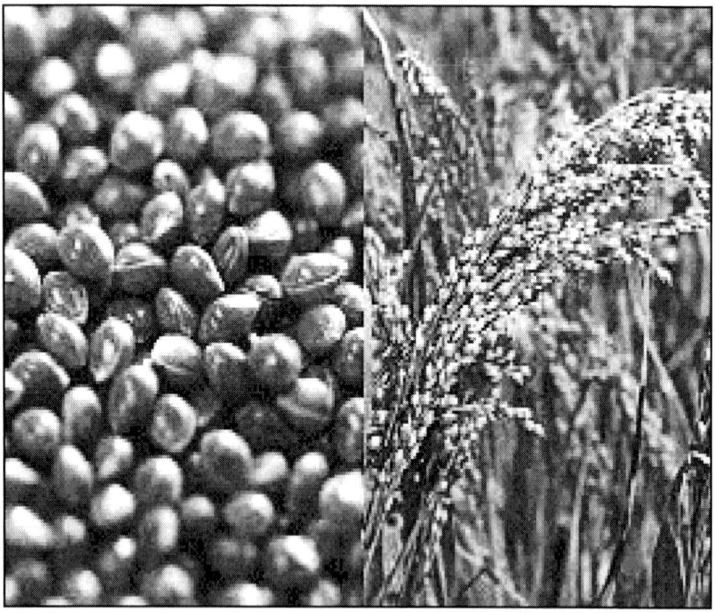

चीना (प्रोसोमिलेट)

भारत मोटा अनाज (कदन्न फसल) का सबसे बड़ा उत्पादक देश है। जहाँ विभिन्न प्रकार की कदन्न फसलें जैसे रागी, कोदो, कुटकी, कांगनी, सांवा, चीना, जई आदि की खेती की जाती हैं। चीना जिसे प्रोसो मिलेट भी कहते हैं। भारत में उगाई जाने वाली महत्वपूर्ण सूक्ष्म कदन्न फसल है। चीना की खेती के लिए काफी कम मात्रा में पानी की जरूरत होती है. और यह अनाज रूखी सूखी जमीन पर भी आसानी से उगाया जा सकता है। इसके पौधे को रोपण के बाद कम से कम 60 से 90 दिन के अंदर इसकी कटाई हो जाती है जो जल्दी पकने के कारण एवं अल्प अवधि की फसल के कारण सूखे से बचने में सक्षम है। इसलिए शुष्क भूमि क्षेत्रों में गहन खेती के लिए बेहतर संभावनाएं प्रदान करती है। असिंचित परिस्थितियों में, आम तौर पर चीना खरीफ ऋतु के दौरान उगाया जाता है, लेकिन जिन क्षेत्रों में जहाँ सिंचाई की पर्याप्त सुविधा उपलब्ध होती है वहाँ यह जायद ऋतु में अंतरवर्ती फसल के रूप में उगाया जाता है।

चीना के स्वास्थ्य लाभ

1. **तंत्रिका तंत्र** : प्रोसो बाजरा लेसिथिन से भरपूर होता है जो अप्रत्यक्ष रूप से तंत्रिका तंत्र को उत्तेजित करता है और यह सुचारू रूप से कार्य करता रहता है।

2. **खराब कोलेस्ट्रॉल को कम करता है** : चीना में फाइटिक एसिड होता है जो अच्छे कोलेस्ट्रॉल (एचडीएल) को बढ़ाने में मदद करता है और खराब कोलेस्ट्रॉल को कम करता है.इसके अलावा, प्रोसो बाजरा मैग्नीशियम से भरपूर होता है, जो स्वस्थ हृदय के लिए फायदेमंद है।

3. पेलाग्रा को रोकता है

पेलाग्रा एक त्वचा विकार है जिसमें त्वचा शुष्क, पपड़ीदार और खुरदरी हो जाती है। यह नियासिन (विटामिन बी3) की कमी के कारण होता है ।प्रोसो बाजरा में पर्याप्त मात्रा में नियासिन होता है जो पेलाग्रा को रोकने में मदद करता है।

4. सीलिएक रोग में कारगर

सीलिएक रोग एक ऐसी स्थिति है जिसमें व्यक्ति ग्लूटेन के प्रति अत्यधिक प्रतिरोधी और एलर्जीग्रस्त होता है।प्रोसो बाजरा, ग्लूटेन मुक्त होने के कारण ग्लूटेन संवेदनशील एंटरोपैथी या सीलिएक रोग वाले लोगों के लिए एक बढ़िया विकल्प है ।

5. एंटी–ऑक्सीडेंट से भरपूर

प्रोसो बाजरा एंटी–ऑक्सीडेंट से भरपूर होता है जो शरीर से मुक्त कणों को बाहर निकालने में मदद करता है। फ्री रेडिकल्स त्वचा पर उम्र बढ़ने, सुस्ती और झुर्रियों के लिए जिम्मेदार होते हैं। अपने दैनिक आहार में प्रोसो बाजरा की पर्याप्त मात्रा लेने से उम्र बढ़ने की प्रक्रिया में देरी करने में मदद मिल सकती है।

6. मधुमेह दूर करने में सहायक

प्रोसो बाजरा के दैनिक सेवन से टाइप 2 मधुमेह के खतरे को कम करने में मदद मिल सकती है। प्रोसो बाजरा में उच्च मात्रा में मैग्नीशियम होता है जो रक्त शर्करा के स्तर की जांच करने में मदद करता है और स्वस्थ इंसुलिन के स्तर को नियंत्रित करता है।

प्रोसो बाजरा हड्डियों को मजबूत बनाने, हृदय और यकृत के स्वास्थ्य, वजन घटाने के लिए एक स्वस्थ विकल्प के रूप में कार्य करता है और पित्त पथरी और कैंसर से भी रक्षा कर सकता है !

चीना से बनने वाले व्यंजन

चीना मंचूरियन

सामग्री :

- चीना का आटा 100 ग्राम,
- मैदा – 100 ग्राम,
- कॉर्नफ्लोर– 165 ग्राम,
- सिरका 5 ग्राम,
- सोया सास –5 ग्राम,
- रेड चिली सास– 5 ग्राम,
- बंद गोबी– 250 ग्राम,
- प्याज– 1,
- हरी मिर्च– 5,
- शिमला मिर्च– 1,
- कैरोट –1,
- फ्रेंच बिन्स–6,
- अदरक लहसुन का पेस्ट–2 चम्मच,
- हरा धनिया–सजाने के लिए, नमक स्वादानुसार,
- फूड कलर – 1 चुटकी

बनाने की विधि :

सारी सब्जियों को बारीक काट लें व थोड़ा सा नमक डालकर उबलते पानी में डालकर रखें। 10 मिनट बाद इसे निचोड़ लें। अब इसमें चीना आटा, नमक, मिर्च, अदरक लहसुन का पेस्ट, सोया सास, टमाटो सॉस, सिरका, फूड कलर, मैदा, कॉर्नफ्लोर डालकर अच्छी तरह से मिला दें। इस मिश्रण के छोटे–छोटे बॉल्स बनाकर तेल में तल लें। एक पैन में एक बड़ा चम्मच तेल डालें व इसमें बारीक कटे हुए अदरक, लहसुन के टुकड़े, हरी मिर्च के टुकड़े, प्याज व करीपत्ता डालकर भुने, इसमें सोया सास व चिली टोमैटो सास डालकर अच्छी तरह मिलाएं एक चम्मच कॉर्नफ्लोर 1/2 कप पानी में घोलकर इसमें डालें। तले हुए मंचूरिया बॉल्स डालकर मिलाएं। कटी हुई हरी मिर्च व करि पत्ते से सजाएँ।

चीना इडली

सामग्री :

- 3/4 कप चीना रवा
- 3/4 कप दही
- 1/2 कप गाजर, कस लें
- 2 हरी मिर्च, बारीक काट लें
- 1/2 इंच अदरक, कस लें
- इनो फ्रूट सॉल्ट, चुटकी भर
- हरा धनियाँ, थोड़ा, काट लें
- पानी, प्रयोग अनुसार
- नमक, स्वाद अनुसार

तड़के के लिए :

- 1 छोटा चमच्च तेल
- 1/2 छोटा चमच्च राई
- 1/2 छोटा चमच्च सफेद उरद दाल
- 1/2 छोटा चमच्च चना दाल
- कढ़ी पत्ता, थोड़े

बनाने की विधि :

चीना रवा इडली बनाने के लिए सबसे पहले फॉक्सटेल मिलेट को मिक्सर ग्राइंडर में डालें और पीस लें। पाउडर बनाने के बाद अलग से निकाल लें। एक कढ़ाई में तेल गरम करें। इसमें राई डालें और 10

सेकेन्ड तक पका ले। 10 सेकेन्ड के बाद इसमें उरद दाल, चना दाल डाले और 1 मिनट के लिए पका लें। 1 मिनट के बाद इसमें काजू, कढ़ी पत्ता, हरी मिर्च डालें और 1 मिनट के लिए पका लें। 1 मिनट के बाद इसमें फॉक्सटेल मिलेट रवा डाले और 2 से 3 मिनट के लिए सेंक लें। सेंके जाने के बाद, इसमें गाजर एवं अदरक डालें और 1 मिनट के लिए पका लें। गैस बंद करें और ठंडा होने दें। ठंडा होने के बाद, इसमें नमक और दही डालें। थोड़ा पानी डालें और इडली का घोल बना लें। 15 से 20 मिनट के लिए अलग से रख दें। अब इडली के मोल्ड को घी या तेल से ग्रीस कर लें और स्टीमर में डाल दें। इडली के घोल में इनो डालें और अच्छी तरह से मिला लें। इडली के घोल को इडली के मोल्ड में डालें और स्टीमर में डाल दें। 10 से 12 मिनट के लिए स्टीम कर लें। पकने के बाद, निकालें और गरमा गरम परोसें। फॉक्सटेल मिलेट रवा इडली को नारियल की चटनी और मिक्स्ड वेजिटेबल सांबर के साथ सुबह के नाश्ते के लिए परोसें।

चीना खीर

सामग्री :

- ❖ पॉलिश किया हुआ चीना – 1 कप,
- ❖ सूखे मेवें, घी, पानी,
- ❖ शक्कर, दूध,
- ❖ इलाइची पावडर– 1 चुटकी

बनाने की विधि :

चीना को पानी में धो लें, दूध में पकाएं। जब चीना अच्छी तरह पक जाएँ तब इसमें शक्कर मिलाएं। ईलाइची पाउडर खीर में डालकर मिलाएं। 5 मिनट धीमी आंच पर पकने दें। सूखे मेवें बारीक काटकर लें। घी मे तले हुए मेवों से सजाएँ।

चीना शकरपारे

सामग्री :

- ❖ चीना का रवा–100 ग्राम,
- ❖ मैदा–100 ग्राम,
- ❖ घी–20 ग्राम
- ❖ शक्कर पाउडर–80 ग्राम,

- दूध–150 मिली,
- तेल तलने के लिए

बनाने की विधि :

चेना का आटा व मैदा मिलाएं। नमक, शक्कर पाउडर डालें। घी गरम कर के डालें, व दूध डालकर गुथें। रोटी की तरह बेलकर चाकू से डायमंड के आकर में काटकर तलें। साफ डब्बे में रखें।

मोटे अनाजों का पुनर्उत्पादन एवं स्टार्टअप की संभावनाएँ

भारत सरकार ने मोटे अनाजों के पुनर्उत्पादन, प्रसंस्करण, ब्रांडिंग तथा निर्यात हेतु अपने प्रयासों को गति दी हैं। भारत विश्व में मोटे अनाजों के उत्पादन में अग्रणी देशों में से एक हैं तथा वैश्विक उत्पादन में भारत का हिस्सा लगभग 41 प्रतिशत हैं। खाद्य एवं कृषि संस्थान (एफ ए ओ) के अनुसार वर्ष 2020 में मोटे अनाजों का वैश्विक उत्पादन 30.464 मिलियन मीट्रिक टन था जिसमें भारत का योगदान 12.49 मिलियन मीट्रिक टन था। भारत ने 2021–22 में मोटे अनाजों के उत्पादन में 27 प्रतिशत की वृद्धि दर्ज की।

मोटे अनाजों के पुनर्उत्पादन हेतु प्रयासः

बाजार विकसित करनाः मोटे अनाज का उपभोग तथा माँग में वृद्धि से ही किसानों का उत्पादन उनकी आय के रूप में परिवर्तित होता है तथा किसानों को उनके उत्पादन का उचित मूल्य प्राप्त होता है। अधिक तथा निरंतर वृद्धिशील मूल्य मोटे अनाजों के पुनर्उत्पादन हेतु सबसे बड़ा कारक है।

उपभोक्ताओं में जागरूकता लानाः

मोटे अनाज पोषक तत्वों का खजाना है। ये स्वास्थ्य के संवर्धन हेतु चमत्कारी अनाज हैं। इस विषय में उपभोक्ताओं को जागरूक करके मोटे अनाजों के पुनर्उत्पादन हेतु रूझान को बढाया जा सकता है। मोटे अनाजों के निर्यात को बढ़ावा देनाः अन्तर्राष्ट्रीय व्यापार एक्सपों, क्रेता विक्रेता बैठकें आयोजित करना, भारतीय मोटे अनाजों की ब्राँडिंग तथा प्रचार, लक्षित देशों में विदेशी मिशनों तथा संभावित आयातकों की 'रेडी टू ईट' मोटे अनाज उत्पादों की प्रदर्शनी तथा बैठकों में मोटे अनाजों का संवर्धन किया जा सकता है।

मोटे अनाज की उत्पादन तकनीक विकसित करनाः

कृषि विश्वविद्यालयों द्वारा विकसित उन्नत किस्मो के बीज किसानों को समय पर उपलब्ध कराना तथा संचार माध्यमों से समय समय पर की जाने वाली उत्पादन गतिविधियाँ यथा सिंचाई, बीजोपचार, खरपतवार निस्तारण इत्यादि का प्रसारण सरल तथा स्थानीय भाषा में किया जाना आवश्यक है।

सर्मथनमूल्य पर खरीद केन्द्रों की उचित संख्याः मोटे अनाजों की

न्यूनतम समर्थन मूल्यों पर खरीददारी सुनिश्चित होनी चाहिए और सरकार को अधिक संख्या में खरीद केन्द्रों की स्थापना व व्यवस्था करनी चाहिए ताकि किसानों का मोटे अनाज उत्पादन की तरफ रूझान बढ़ें।

मोटे अनाज के स्टार्टअप हेतु संभावनाएँ: मोटे अनाजों के विपणन तथा निर्यात में प्रसंस्कृत उत्पाद बनाने के क्षेत्र में स्टार्टअप्स के लिये प्रचुर संभावना मौजूद हैं।

मोटे अनाजों तथा उनके प्रसंस्कृत उत्पादों की ब्राँडिंग: प्रसंस्कृत उत्पादों को आकर्षक पैकेजिंग में उनकी पोषणगुणवत्ता को रेखांकित करते हुए ब्राडिंग की जानी आवश्यक हैं। यह युवा तथा शहरी उपभोक्ता तक पहुंच बनाने तथा सुपर मार्केट, डिपार्टमेटल स्टोर तथा उच्च आय वर्ग तक पहुंचने के लिये स्टार्टअप के रूप में आरंभ किया जा सकता हैं।

सप्लाई चेन के अवयव के रूप में स्टार्टअप: मोटे अनाजों को फार्म से उपभोक्ता तक पहुंचाने के लिये पूरी सप्लाई चेन में कई गतिविधियाँ तथा फर्म कार्य करती हैं। सप्लाई चेन बी – 2 सी (B2C) विक्रेता से उपभोक्ता तक तथा बी 2 बी (B2B) किसी भी प्रकार की हो सकती है। ट्रान्सपोर्ट, स्टोरेज, वेयर हाउस, प्रसंस्करण किसी भी स्टेज में स्टार्टअप की प्रचुर संभावनाएँ उपलब्ध हैं।

किसान उत्पादन सगठनों के माध्यम से स्टार्टअप की भूमिका : किसान उत्पादन संगठनों (FPO) को सीधे स्टार्टअप से जोड़कर बाजार तक जोड़ा जा सकता है। इसी तरह घरेलू उद्योग महिला सहायता समूहों को स्टार्टअप से जोड़ सकते हैं।

रेडी टू ईट उत्पादों के स्टार्टअप: मोटे अनाज उत्पादों पर आधारित नये स्टार्टअप की प्रबल सम्भावना हैं जैसे कि केक, ब्रेड, वन्स, पिज़्ज़ा, बर्गर, हॉट डॉग, पाव बन, पाई, टार्ट्स, नाश्ता, मिनी मील इत्यादि। मोटे अनाजों से बने ये उत्पाद स्वास्थ्यवर्धक होने के साथ स्वादिष्ट भी होंगे।

मोटे अनाज के लिए स्वास्थ्य टैग

ग्लूटेन मुक्त

- उच्च फाइबर

मधुमेह संबंधी खाद्य पदार्थ

- खनिज युक्त खाद्य पदार्थ

बहु लाभकारी खाद्य पदार्थ

जीवनशैली से जुड़ी बीमारियों के लिए भोजन

कम खपत के कारण

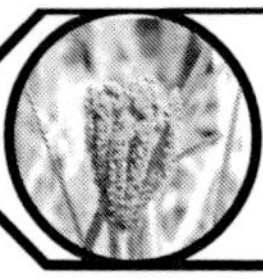

कम फसल उत्पादकता

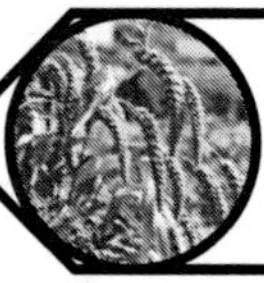

फसल कटाई के बाद का कठिन कार्य

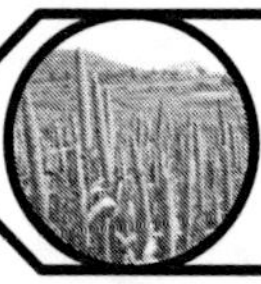

गरीबों का मुख्य भोजन
माना जाता है

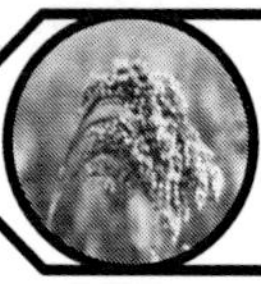

घरेलू स्तर पर प्रसंस्करण में कठिनाई

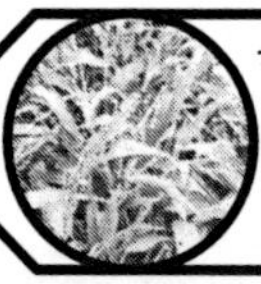

सार्वजनिक वितरण प्रणाली (पीडीएस)
के माध्यम से चावल और गेहूं
की आसान उपलब्धता

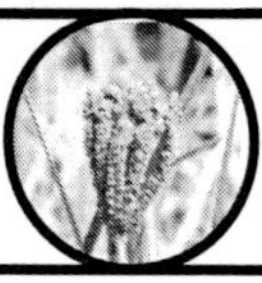

दैनिक आहार में छोटे बाजरा का उपयोग **के**
करने के तरीकों के बारे में जानकारी का
अभाव

बाजरा खपत का बदलता परिदृश्य

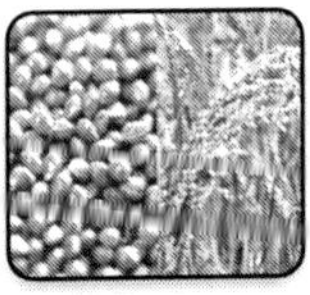

बढ़ती स्वास्थ्य के प्रति जागरूक जनसंख्या

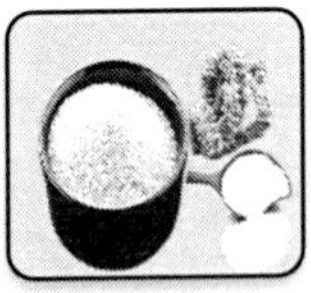

खपत में बढ़ोतरी

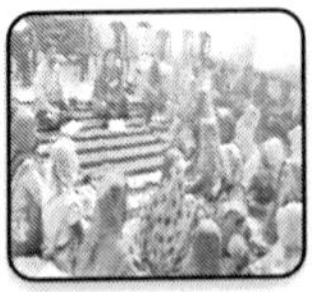

संभवतः अधिक कीमतें

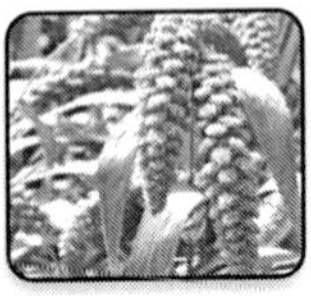

आयात की संभावना

प्राथमिक प्रसंस्करण विधियाँ

डी–कॉर्टिकेशन

- बाजरा अनाज की बाहरी परत को आंशिक रूप से हटाना। इसे हाथ से कूट कर और डी–हुलर का उपयोग करके किया जाता है।

कूटना

- परंपरागत रूप से, सूखे, नमीयुक्त या गीले अनाज को लकड़ी या पत्थर के ओखली में लकड़ी के मूसल से कूटा जाता है।

छिलका हटाना

- छिलका उतारने पर, प्रोसो बाजरा में फाइटिन फॉस्फोरस 12%, छोटे बाजरा में 39%, कोदो बाजरा में 25% और बार्नयार्ड बाजरा में 23% कम हो जाता है।

हल्का उबालना

- हल्का उबालना मूल रूप से भूसी या चोकर के साथ अनाज को आंशिक रूप से पकाने की प्रक्रिया है। कच्चे अनाज को थोड़ी देर के लिए पकाया जाता है। फिर उत्पाद को सुखाया जाता है, भूसी निकाली जाती है।

मिलिंग

- मिल में विभिन्न प्रकार की छलनी का उपयोग करके अनाज को पीसकर आटा और रवा बनाया जाता है।